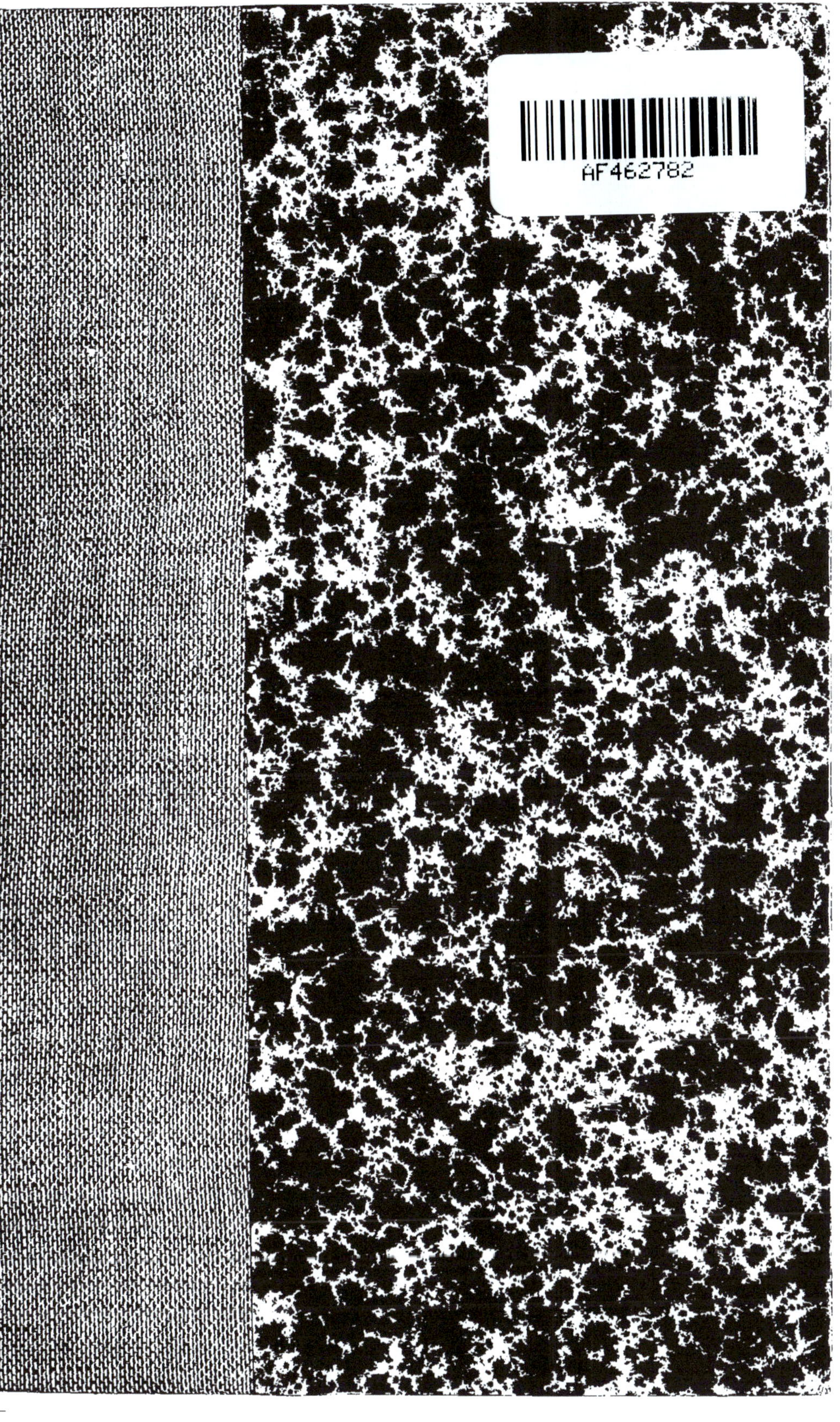

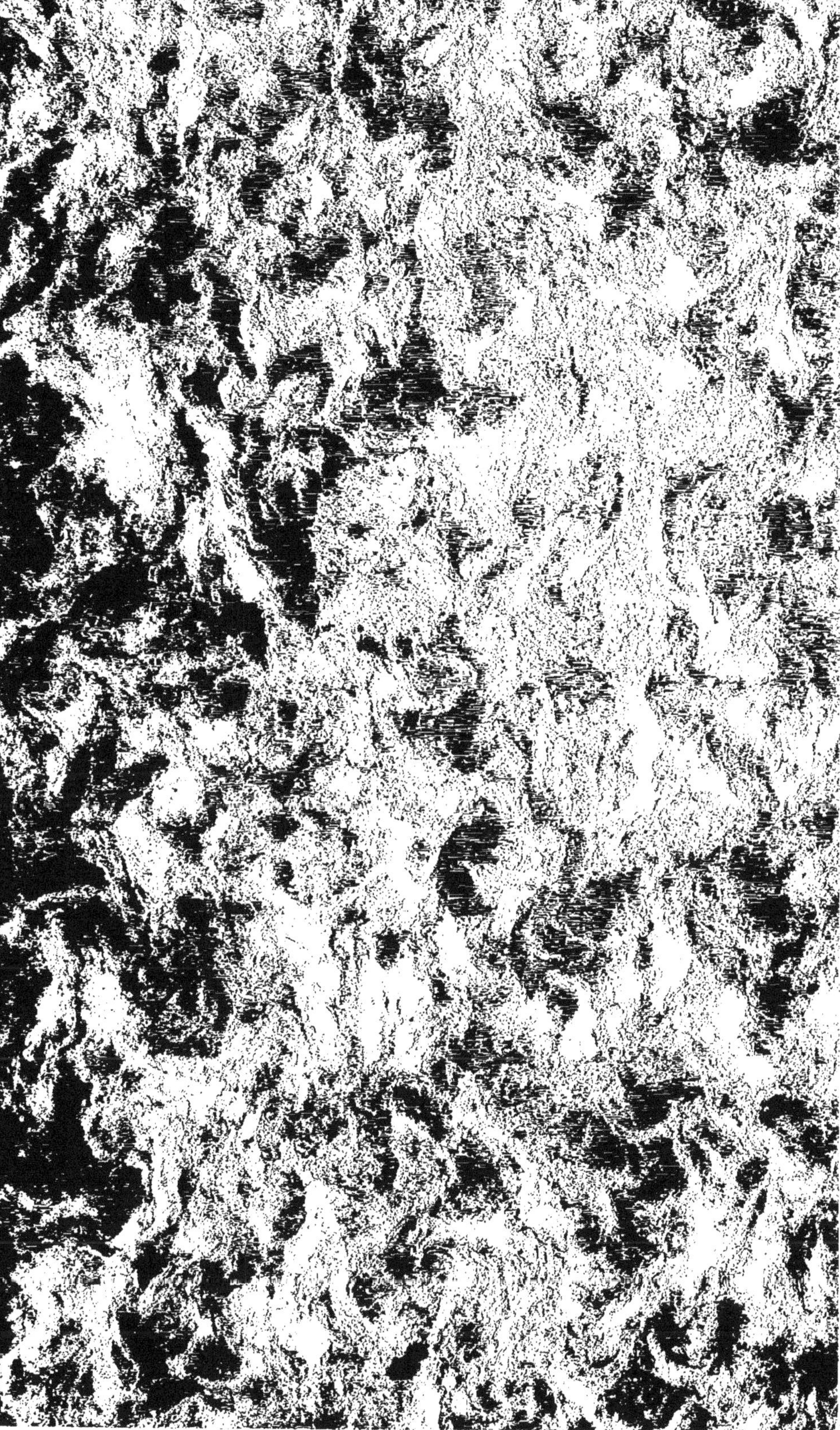

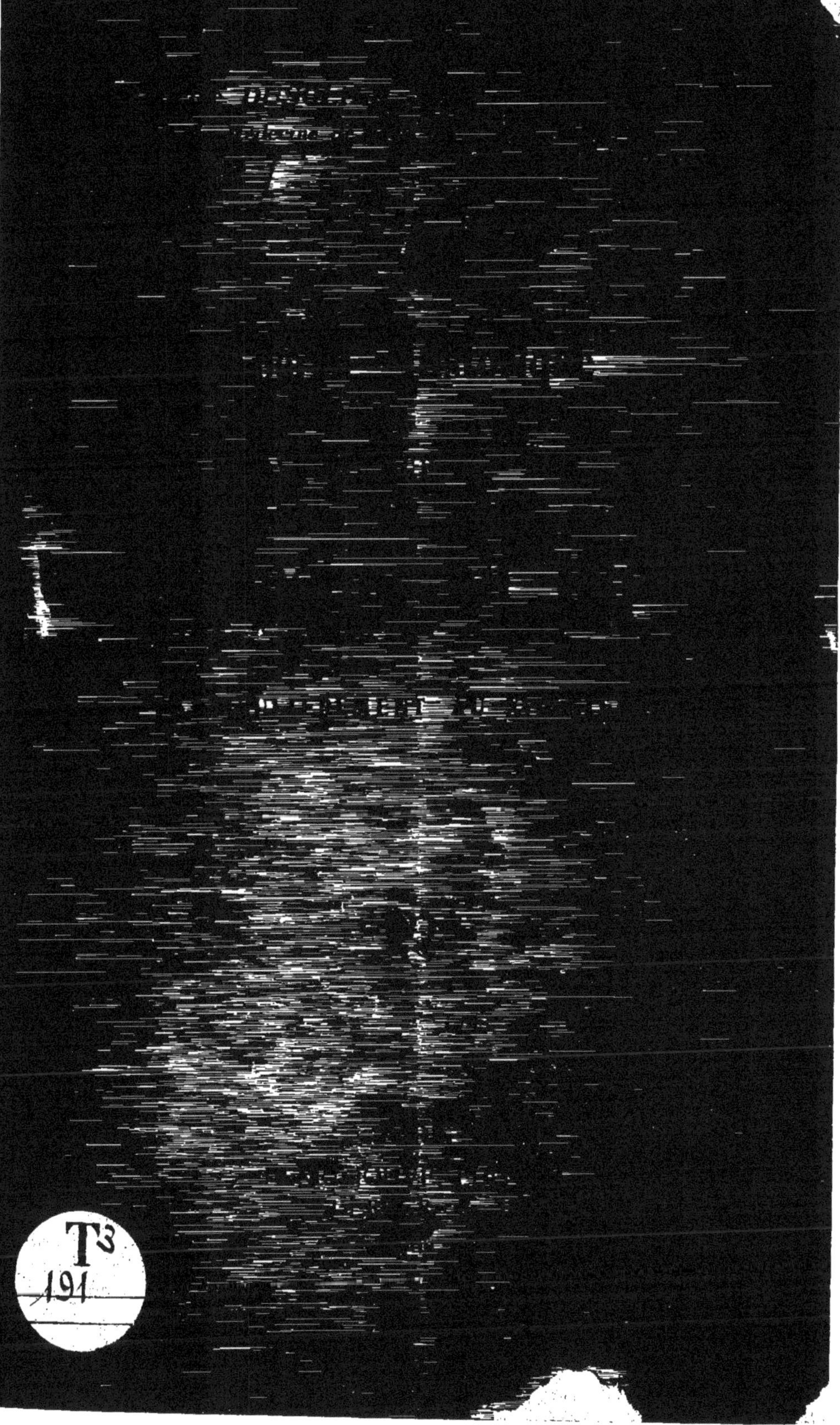

Offert à la Bibliothèque
Nationale

Dr Dusolier

Page à conserver

Dr Maurice DUSOLIER
de la Faculté de Médecine de Paris

Aperçu Historique

SUR

La Médecine en Espagne

PARTICULIÈREMENT AU XVIe SIÈCLE

PARIS
HENRI JOUVE, EDITEUR
15, Rue Racine, 15
1906

A LA MÉMOIRE DE MA MÈRE

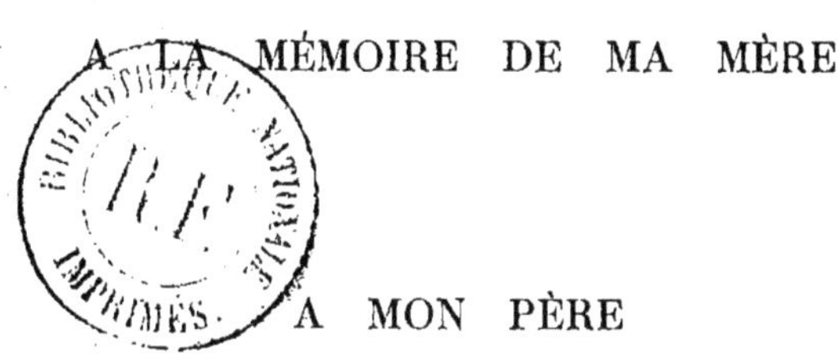

A MON PÈRE

A MA SŒUR

MEIS ET AMICIS

M. le professeur Cornil a bien voulu accepter de présider cette thèse. Je le remercie respectueusement de l'honneur qu'il me fait.

Je suis heureux d'exprimer, ensuite, ma profonde gratitude à mes maîtres des hôpitaux : M. le professeur Raymond et MM. les professeurs agrégés Chauffard et Maygrier. Le professeur Tillaux n'est plus ; je tiens à rendre à sa mémoire l'hommage de ma reconnaissance particulière.

Je me fais un agréable devoir de remercier, en outre, MM. les professeurs D. Salvador Velazquez de Castro et Sanchez Aguilera, de Grenade, et M. le Dr Lopez de La Molina, de Palencia, pour la bienveillance avec laquelle ils ont daigné s'intéresser à mon travail et ont contribué à m'en fournir la substance et à en rectifier la doctrine.

Je prie enfin M. Jules Troubat et M. Mortreuil, de la Bibliothèque Nationale, d'agréer l'assurance de la grande obligation que je leur ai pour la bonne grâce qu'ils ont mise à faciliter mes recherches.

Paris, 15 janvier 1906.

APERÇU HISTORIQUE

SUR

La Médecine en Espagne

particulièrement au XVIe siècle.

INTRODUCTION

« Quels pays que ceux de l'Inquisition ! s'écrie Saint-Simon, alors ambassadeur à la cour de Philippe V... Elle veut une obéissance aveugle, sans oser réfléchir ni raisonner sur rien ; par conséquent elle abhorre toute lumière, toute science, tout usage de son esprit ; elle ne veut que l'ignorance et l'ignorance la plus grossière... »

Et Montesquieu : « Voyez une de leurs bibliothèques : les romans d'un côté et la scolastique de l'autre ; vous diriez que les parties en ont été faites et le tout rassemblé par quelque ennemi secret de la raison humaine. »

Et Voltaire : « L'Inquisition et la superstition y perpétuèrent les erreurs scolastiques, les mathématiques y furent peu cultivées et les Espagnols dans leurs guerres employèrent toujours des ingénieurs italiens. »

Voilà comment fut tranchée, un peu sommairement, par quelques-uns des hommes qui ont le plus contribué à former les opinions des Français, la question de savoir s'il y a une science et une philosophie espagnoles, c'est-à-dire, en somme, si un peuple peut réaliser une haute civilisation dont toute œuvre proprement rationnelle soit exclue.

Cette question fit naître en Espagne même, il y a une trentaine d'années, une polémique fort vive entre les représentants des doctrines philosophiques allemandes et les apologistes de la culture nationale. Déjà Sanz del Rio, chef de l'école krausiste (1), avait soutenu que, « dans le prétendu siècle d'or, l'esprit espagnol ne s'était développé que sous un aspect partiel, qui, selon lui, n'était pas celui de la raison ni de l'entendement. » M. de la Revilla, reprenant cette thèse, concluait ainsi : « Il faut avouer, quelque peine qu'il nous en coûte, que, si dans l'histoire littéraire de l'Europe nous tenons une grande place, dans l'histoire scientifique *nous ne sommes rien* et que cette histoire peut s'écrire complètement sans que l'on y cite d'autres noms espagnols que ceux des

1. Sanz del Rio, ayant été par hasard l'élève de Krause, répandit en Espagne sa doctrine, qui y est devenue quasi officielle ; si bien que le nom de ce philosophe allemand de second ordre est — chose curieuse — plus connu aujourd'hui et plus souvent invoqué en Espagne que dans n'importe quel autre pays.

héroïques marins qui découvrirent les Amériques et firent pour la première fois le tour du monde. Nous n'avons pas un seul mathématicien, physicien ni naturaliste qui mérite d'être placé à côté des grandes figures de la science. »

Et c'est un jugement auquel tout le monde en Europe était prêt à souscrire, lorsque tout à coup, vers 1876, M. Menéndez y Pelayo entreprit la défense et illustration de la science espagnole avec toutes les ressources d'une verve supérieure et d'une incomparable érudition.

Lorsqu'on lit cette série de lettres, d'articles, de discours, l'on se rend compte de deux choses : la première, c'est que, contrairement aux assertions trop modestes ou trop dédaigneuses de l'école krausiste, *il y a* une science et une philosophie espagnoles : la seconde, c'est que tout le talent de M. Menéndez y Pelayo ne suffit pas à prouver que cette philosophie et cette science soient *très importantes.* Aussi bien, M. Menéndez se place à un point de vue qu'il nous est impossible de ne pas trouver paradoxal, lorsque, non content d'avoir rectifié les exagérations, les erreurs matérielles de Llorente, de Puigblanch et de leurs imitateurs, il tâche de prouver que l'Inquisition ne nuisit pas au développement de la science et même en favorisa l'essor...

Nous voyons, dès maintenant, qu'il sera sage de chercher la vérité entre ces opinions extrêmes.

Par exemple, dans l'ordre de la philosophie, il y aurait lieu d'admettre, malgré l'école krausiste, que des penseurs tels que les Vivès, les Fox Morcillo, les Gomez Pereira, les Francisco Sanchez suffisent à établir dans un pays une tradition philosophique ; mais, s'agissant de Vivès, que M. Menéndez tient pour la plus haute personnification intellectuelle de l'Espagne et qu'il prétend placer au niveau sinon au-dessus d'un Descartes ou d'un Bacon, sans doute serait-il juste de ne le reconnaître supérieur qu'à un Ramus ou à un Erasme.

Pareillement, en mathématiques, ni Pedro Nuñez par la solution qu'il a donnée le premier au problème du crépuscule minimum, par son invention du *nonius*, par sa conception initiale de la théorie des lignes loxodromiques ; ni Monzo, ni Caramuel, malgré la hardiesse originale de leurs spéculations sur les rapports des disciplines mathématiques avec la philosophie ; ni Hugo de Omerique, malgré les éloges de Newton lui-même, ne sont probablement dignes d'être tenus pour des mathématiciens de premier ordre, au moins chez les nations qui ont produit des Galilée, des Pascal, des Leibnitz et des Newton. L'on se doit étonner, — même après l'éloquente réhabilitation tentée par M. Menéndez, — que dans un pays où le ciel est au moins aussi beau et aussi constamment pur qu'en Italie, l'on n'ait pas su faire une seule découverte astronomique.

Et, pour en venir tout de suite à l'objet même de cette étude, j'avise le lecteur que c'est sous la même réserve qu'il faudra envisager la médecine espagnole.

« M. de la Revilla, lisons-nous dans le livre de

M. Menéndez (1), a déclaré que ce qu'il avait dit de la nullité de la science espagnole *ne devait point s'entendre de cette branche du savoir.* M. del Perojo n'a pas insisté non plus sur ce chapitre, et il a bien fait. Laguna et Vallès, Mercado et Valverde suffiraient à donner une haute idée de la science médicale espagnole aux temps de l'Inquisition. » Hélas ! si des noms du XVIe siècle espagnol nous sont familiers, ce ne sont point ceux-ci ; et tel qui rougirait d'ignorer Cardan, Vésale, Fallope, Harvey ou Ambroise Paré, n'a jamais ouï prononcer les noms de Laguna, de Vallès, de Mercado ni souvent même de Servet. C'est qu'en vérité, je puis le dire par anticipation, nous ne rencontrerons parmi les médecins d'Espagne *aucun* savant qui soit l'égal d'un Vésale ou d'un Harvey, aucun de ces hommes qui soudain font faire un grand progrès et dont l'œuvre est telle qu'on ne peut considérer l'avancement ultérieur des sciences sans en tenir un compte nécessaire. Mais il n'y a pas que ces « héros » qu'il faille regarder, et l'Espagne a produit, au XVIe siècle surtout, beaucoup de médecins, trop peu connus des historiens étrangers et de Sprengel lui-même, auxquels la liberté a manqué plus que le génie. Tels qu'ils sont, avec leurs réticences, leurs ambiguïtés, leur phraséologie mystique, mais parmi tout cela leur érudition et leur pénétrante subtilité, ils mériteraient de faire l'objet d'une étude autrement approfondie et développée que je ne la puis

---

1. *La Ciencia española*, t. II, p. 77.

tenter ici. Je n'ai voulu que ramasser en quelques chapitres courts et clairs la substance fort diffuse (*mucho fàrrago*, dit lui même M. Menéndez) des onze volumes (1) que Morejon et Chinchilla, écrivains postérieurs à Sprengel, ont, à eux deux et souvent en contradiction l'un de l'autre, consacrés à l'histoire de la médecine espagnole.

Le détail des œuvres et des biographies serait infini. Pour le XVIe siècle seul, qui est de toute façon le plus riche, Morejon cite et caractérise plus de deux cents médecins ! M. Menéndez les réduit, dans son précieux *Inventaire bibliographique*, à une soixantaine. Je me permettrai de les réduire bien plus encore, tâchant de ne présenter que des personnalités vraiment typiques. Je sais combien je suis imprudent et que l'on pourra, non sans motif, m'accuser à la fois d'être trop court et d'être trop long. Ce qui m'a empêché de me rebuter au cours de ce travail assez ingrat, c'est que je me suis rappelé le mot : *Historia quoquo modo scripta...*

1. *Historia bibliografica de la medicina española*, œuvre posthume de D. Antonio Fernandez Morejon, en 7 volumes. Madrid, 1842-52. — *Anales historicos de la medicina en general* (*Historia de la medicina española* : 4 vol.) par D. Anastasio Chinchilla. Valence, 1846.

CHAPITRE I

Origines : Arabes, Juifs et Bénédictins.

Rodrigo Mendez de Silva prétend que la coutume des antiques populations hispaniques de marquer sur leurs portes les remèdes par lesquels leurs malades avaient guéri, fut admirée des Grecs qui venaient trafiquer sur leurs côtes et leur suggéra l'usage de ces tables de bronze gravées que, dès lors, on offrit à Diane dans son temple d'Éphèse ou à Esculape dans son temple d'Épidaure. Hippocrate aurait tiré de ces monuments religieux les premiers principes de sa doctrine, et c'est ainsi qu'Alibert a pu admettre que la médecine « philosophique » eut en Espagne son berceau.

Phéniciens, Grecs, Carthaginois ont jadis habité le sud de l'Espagne, mais il serait fort vain d'interroger, au point de vue de l'histoire de la médecine, les obscures traditions qu'ils y ont laissées. Même l'Espagne romaine ne nous fournit à peu près rien, bien que les noms de médecins ne manquent pas dans les collections épigraphiques ; Strabon et Pline attribuent à des médecins espagnols la découverte des propriétés de certaines plantes, comme la bétoine et la centaurée, et la composition de plusieurs remèdes, particulièrement de la fameuse drogue des *cent herbes* ; l'Espagnol Marcus Annæus Novatus écrivit sur les plantes officinales qui poussent dans les jardins. Ce serait exploiter le hasard que de s'attarder à conter la maladie que César Auguste fit à Tarragone, dont il fut guéri par Antonius Musa et qui valut par la suite un grand crédit aux médecins ; et c'est jouer sur les mots que de citer Columelle, ainsi que le font quelques historiens, sous ce seul prétexte qu'un horticulteur est presque un botaniste et que la science d'un botaniste n'est pas indifférente à un médecin.

Dans le *Forum Judicum* (*Fuero Juzgo*), que l'on conserve comme le plus ancien monument de la sagesse des Goths, l'on trouve quelques dispositions relatives à ce que nous appelons l'hygiène et même la médecine légale. Au VIIe siècle, un certain Paul, évêque de Mérida, aurait pratiqué l'opération césarienne. Ce ne sont là que de bien vagues curiosités.

Au VIIIe et surtout au Xe siècles, les documents deviennent abondants et précis. L'Espagne a eu, en effet, une autre grande époque intellectuelle que son XVIe siècle. Mais cette époque appartient à l'histoire d'une civilisation si différente que, sans méconnaître la réalité ni l'importance des liens qui rattachent les Espagnols d'aujourd'hui aux Sarrasins d'alors, il nous semble non seulement que l'on doit distinguer soigneusement les deux *ères*, mais même qu'on ne peut faire d'Abulcasis, d'Avenzoar, d'Averroës des *Espagnols*, au sens net du mot, qu'en abusant en quelque manière d'une coïncidence géographique. Cordoue, au XIe siècle, était bien plus près de Bagdad que de Burgos, et les vrais compatriotes de ces médecins de l'Andalousie sémitique sont les médecins perses Rhazis, Ali-Abbas, Avicenne, Messué, de qui nous confondons, tout naturellement, les noms et les œuvres avec les leurs. Au fond, il est sans doute moins inexact de dire de Sénèque qu'il fut un philosophe *espagnol* que de le dire d'Averroës. Quoi qu'il en soit, et quand même je croirais très légitime de faire entrer de plain-pied les médecins arabes dans l'histoire de la médecine espagnole, je ne parlerais pas d'eux ici, parce que leur histoire a été écrite maintes fois en français, et d'une façon presque définitive par M. Leclerc. Notons, en passant, que la culture arabe, malgré son long prestige, n'était guère originale : elle procédait essentiellement des Grecs, d'Hippocrate et surtout d'Aristote et de Galien. Nulle découverte anatomique, aucun progrès en physiologie ; quelques observations neuves sur le pouls, les urines, la génération, les fièvres éruptives (inconnues des Grecs), les affections chroniques de la peau (lèpre, éléphantiasis), les suppurations de la plèvre et des médiastins, les paralysies partielles ; l'invention ou le perfectionnement de quelques opérations (paracentèse, trépanation, cataracte) ; l'emploi d'une pharmacopée nouvelle et surtout chimique : tel est à peu près le bilan médical de la science arabe. Je devais le rappeler, en raison de l'influence très considérable que l'arabisme a exercée sur toute l'Europe du moyen âge et *a fortiori* sur l'Espagne chrétienne.

Cette Espagne que seule nous envisageons, il la faut chercher dans la « Marche hispanique », si étroite un moment, mais qui ne va cesser de s'élargir devant l'épée des princes chrétiens. La *Reconquête* a pu paraître une victoire regrettable de la volonté sur l'intelligence, car l'héritage des Wisigoths se bornait à peu près aux *Etymologies* de saint Isidore et au *Fuero Juzgo*, — et qu'était-ce là au prix des trésors de science hellénique et sémitique que renfermaient ces prodigieuses bibliothèques de Cordoue, de Séville, de Grenade ! Cependant, à mesure que se constituent les nouveaux royaumes du Nord, Navarre, Castille, Aragon, peu à peu au milieu des armes chrétiennes les lettres reprennent leurs droits. L'Espagnol reçoit de deux côtés l'initiation intellectuelle. Ses premiers éducateurs sont les Juifs arabisants et les bénédictins français. Ils sont également ses premiers médecins.

Les Juifs avaient devancé de beaucoup les Sarrasins dans la Péninsule. Dès 125, sous Adrien, de nombreuses colonies israélites s'y étaient établies. Actifs, industrieux, ils voyageaient, savaient les langues étrangères et déjà connaissaient peu ou prou la médecine grecque. C'est à eux que Wolfius attribue l'institution des deux examens majeurs correspondant aux grades de licencié et de docteur. Persécutés par les Wisigoths, ils n'eurent qu'à se louer des califes Omeyyades, qui montrèrent toujours une si grande tolérance. Ils se firent une place distinguée dans les écoles : on vit un Juif présider l'Académie de Cordoue ; le célèbre Avicebron, qui paraît avoir inauguré la philosophie arabe et que l'on crut longtemps Arabe, était un Juif ; et plus tard Maimonide laissa parmi les Arabes mêmes la réputation d'avoir été le premier médecin de son temps. Mais le fanatisme unitaire des califes Almohades interrompit cette heureuse collaboration et obligea les Juifs à quitter le sud de la Péninsule. C'est alors qu'ils se répandirent dans l'Europe chrétienne et l'initièrent, comme dit M. Gebhart, « à une œuvre rationnelle plus haute que le scepticisme ou l'indifférence religieuse ». Les uns émigrèrent dans les Deux-Siciles, où les appelait le libéralisme curieux des Hohenstaufen, et il faut tenir compte de leur influence dans les origines de la fameuse école de Salerne (1). D'autres, attirés vers le Languedoc et la Provence par les synagogues alors célèbres de Lunel, de Béziers, de Narbonne, contribuèrent puissamment à créer notre école de Montpellier (2). D'autres

1. Les Italiens, qui, au dire de Muratori, n'avaient aucunes connaissances médicales vers l'an 1050, apprirent les premiers rudiments de la médecine dans la *Regalis Dispositio* d'Ali-Abbas, compilation faite à leur usage par Africanus, un Juif des écoles d'Espagne.

2. Voir l'appendice, à la fin du chapitre.

enfin, et l'on peut dire la plupart, s'arrêtèrent en Castille, en Aragon, en Catalogne. Leur science solide, les ressources thérapeutiques variées que leur assuraient leur richesse (1) et leurs relations avec les peuples étrangers, leur caractère souple et habile, les faisaient partout rechercher de préférence : la profession, le rôle social de médecins leur convenaient excellemment. Leur crédit qui, hors d'Espagne, devait par la suite s'étendre jusqu'à la cour des Papes, ne laissa pas de durer longtemps en Espagne même, malgré les persécutions. C'est à la cour d'Alphonse VII de Castille que le Juif Izschaq écrivit en castillan son *Traité des Fièvres*, dont le manuscrit est conservé à la bibliothèque de l'Escurial comme le plus ancien ouvrage de ce genre que l'on connaisse en langue vulgaire ; c'est un chirurgien juif qui, en 1432, opéra le roi Jean d'Aragon, alors âgé de plus de soixante-dix ans, d'une cataracte double et le guérit. Même après les édits d'expulsion, nous voyons François Ier demander par courrier un médecin juif à Charles-Quint. Aussi bien, aux temps de la toute-puissance de l'Inquisition, nous en entreverrons encore quelques-uns qui, sous le couvert de conversions plus ou moins provisoires, ont illustré les noms d'Amato Lusitano, de Rodrigo de Castro, de Zacuth, d'Himmanuel Gomez, d'Isaac Cardoso...

---

1. C'est sous les califats d'Espagne que les premières grandes fortunes juives se constituèrent.

Quelque part importante que les Espagnols aient pu prendre aux Croisades, on voit que ce n'est point par elles qu'ils ont dû acquérir les sciences de l'Orient; les Sémites qui cohabitaient avec eux les y avaient initiés bien avant les guerres contre les Infidèles.

Mais une autre influence éducatrice, moins considérable sans doute, moins connue surtout, devait, dès le XIe siècle, se faire sentir dans l'Espagne chrétienne. Ce fut, je l'ai dit, l'influence de nos moines français, ceux de Cluny d'abord, puis ceux de Cîteaux. Ils vinrent en Espagne pour y réorganiser des monastères, mais leur action ne se borna point là. Ils ne réformèrent pas seulement l'ancienne liturgie isidorienne ; ils introduisirent dans les mœurs et dans les opinions maintes nouveautés plus effectives. Leur rôle politique fut grand, notamment sous le règne d'Alphonse VI ; leur rôle intellectuel ne le fut pas moins. « C'est sous leurs auspices, nous dit M. Morel-Fatio (1), que notre littérature savante ou dévote s'est répandue par-delà les Pyrénées et y a favorisé le développement de la littérature nationale. » Au point de vue qui nous occupe spécialement, leur œuvre ne fut pas moins digne de notre attention, car beaucoup de ces moines étaient médecins. On sait qu'en France, dès le haut moyen âge, les écoles médicales eurent un caractère strictement monastique ; les professeurs y avaient rang

---

1. *Etudes sur l'Espagne*, 1re série, p. 3.

de chanoines, ainsi que la coutume s'en conserva plus tard à Séville. Nul n'y pouvait entrer qui ne fût tonsuré ou ne prononçât le vœu de chasteté, comme s'il se fût agi d'une ordination véritable, circonstance qui fit que l'art de guérir reçut le nom d'art *monacal*, par lequel on le désigna jusqu'à la fin du XIVe siècle (1). Tels furent les premiers médecins de l'Espagne chrétienne. L'inconvénient de leur double caractère devait, en Espagne comme en France, devenir de plus en plus sensible. L'abbé Andrès a beau faire observer que Guillaume de Salicet, Lanfranc, Guy de Chauliac et maints autres purent être à la fois d'honnêtes religieux et de savants praticiens, cette confusion, qui ne causait pas moins de tort au sacerdoce qu'à la médecine, fut bientôt l'objet d'une désapprobation très vive de la part des pères, des papes, des conciles, de toute l'Eglise. *Lacrymabile scandalum* ! s'écriait à ce propos saint Bernard. Alphonse le Sage, dans son livre des *Siete Partidas*, devait également interdire cette promiscuité de fonctions. Il ne semble pas que ces défenses aient été prises immédiatement en considération par les ecclésiastiques intéressés : ils continuèrent longtemps, malgré elles, d'exercer la médecine, mais con-

---

1. C'est le cardinal d'Estouteville qui, en 1452, lors de sa réforme universitaire, accorda aux médecins de Paris, la permission de se marier. — Il est probable que la confiance que les gens de la campagne ont encore de nos jours dans les compétences médicales de leurs curés, n'a d'autre origine que le vague souvenir traditionnel de cet ancien état de choses.

cevant les motifs profonds qui les avaient dictées, ils s'abstinrent davantage des pratiques sanglantes et, en ce sens, l'on peut dire que ces interdictions, si justes dans leur esprit et si opportunes, entravèrent, parce qu'elles furent incomplètement observées, les progrès de la chirurgie. En effet, « dans la pensée des rigoristes du moyen âge, comme le remarque M. Germain (1), l'exercice de la chirurgie ne convenait ni au moine ni au prêtre. L'Eglise a horreur du sang ; et le chirurgien, en vertu des nécessités de son art, ne peut se soustraire à la vue du sang. Le quatrième concile œcuménique de Latran, en 1215, pousse le scrupule à cet égard jusqu'à interdire aux clercs la rédaction d'un acte impliquant peine de mort ou de simple mutilation » (2). Les Juifs et les Mozarabes, au contraire, formés à l'école d'Abulcasis, étaient dès cette époque des chirurgiens habiles et relativement hardis.

Si l'on peut regretter que, cléricalisant ainsi la médecine en Espagne, nos bénédictins de Cluny et nos cisterciens lui imposassent *ipso facto* des réserves contraires à ses progrès et aux droits, aujourd'hui évidents, de ce que nous appelons l'esprit scientifique, ce n'est pas à dire qu'il ne faille leur avoir grande obligation de leur œuvre. Car leur vaste lecture, leur subtilité d'esprit, leur patience stu-

---

1. *L'Ecole de Médecine de Montpellier*, p. 14.
2. Notre Frère Côme, fort heureusement, ne devait plus connaître ces scrupules-là !

dieuse surent sans doute racheter à maints égards l'inconvénient de leurs timidités professionnelles. Cet inconvénient, du reste, ne fut très réel que plus tard, car, aux XIe, XIIe et XIIIe siècles, ils représentaient le seul état d'esprit qui fût alors possible, et même sous la forme la plus élevée, peut-être la plus libre et à coup sûr la plus désintéressée que les circonstances permissent.

L'on aimerait pouvoir distinguer quelques noms et quelques œuvres. Mais les documents proprement médicaux, pour ces époques agitées de l'Espagne chrétienne, manquent presque absolument. Du moins savons-nous qu'au moment où commence à décliner la civilisation musulmane, la culture chrétienne se développe puissamment.

Tolède, reconquise en 1085, éclipse déjà Cordoue. Célèbre par ses magiciens, ses théosophes, ses cabalistes (1), elle le devient plus encore, et à meilleur titre, par le collège de traducteurs qu'y fonde, au XIIe siècle, un prélat d'origine française, l'archevêque Raymond. Les étrangers notables y affluent : l'on y rencontre Pierre le Vénérable, abbé de Cluny, qui fit faire par un Juif la première traduction du Coran ; et le médecin Gérard de Crémone, et Hermann l'Allemand, et tant d'autres ! L'archidiacre de Ségovie, Dominique Gondisalve, ramasse et élabore

1. « Les clercs, dit Hélinand, vont à Paris étudier les arts libéraux, à Orléans les auteurs classiques, à Bologne le droit, à Salerne la médecine, à Tolède *les diables* et nulle part les bonnes mœurs. »

cette érudition éparse du collège tolédan et en forme une œuvre où il se montre le plus logique et le plus radical de tous les panthéistes du moyen âge. Gondisalve est, avec Alphonse le Sage, le premier grand représentant de la pensée et de la science castillanes.

L'instruction s'organise : la dernière année du XIIe siècle, Alphonse VIII donne aux Espagnols leur première université, celle de Palencia. En 1243, Alphonse IX fonde celle de Salamanque; en 1255, Alphonse le Sage obtient du pape Alexandre IV une bulle la constituant l'une des quatre académies du monde. Des médecins venus de Cordoue et de Tolède y donnent un enseignement dont le *Canon* d'Avicenne et le *Colliget* d'Averroës forment la base.

Dès 1067, le Cid lui-même avait fondé un lazaret à Palencia. En 1212, fondation par les cisterciens des établissements hospitaliers de Burgos ; en 1214, création des hôpitaux de l'ordre de Saint-Antoine et de Saint-Lazare.

Les brumes de ce moyen âge peu à peu se dissipent. Regardons vers la Catalogne. C'est la contrée de l'Espagne la moins imprégnée d'arabisme, la mieux placée pour participer au mouvement européen. Aussi va-t-elle subir les premières atteintes de la contagion albigeoise et donner lieu à ce qu'on inaugure sur son sol le tribunal de l'Inquisition. Mais déjà elle a produit deux hommes qui ne sont plus, comme le métaphysicien Gondisalve et le roi astronome Alphonse X, des gloires péninsulaires : ce sont des savants *européens* ; la France a même disputé l'un d'eux à l'Espagne ; ils sont médecins ; tout le monde connaît leurs noms : Arnauld de Villeneuve et Raymond Lulle.

Appendice :

Montpellier, qui fut, un temps, seigneurie de la couronne d'Aragon, *doit beaucoup à l'Espagne*, et il faut le dire. Je donne ici, sur les origines de son illustre école de médecine, quelques indications nécessaires, qui, incorporées au précédent chapitre, y auraient eu les inconvénients d'une trop longue et encombrante digression.

Les plus anciens documents que l'on ait sur l'origine de cette école remontent au XIIe siècle. Le biographe de l'archevêque de Mayence, Adelbert, nous apprend, en effet, que la médecine s'enseignait à Montpellier dès 1137 et Guillem VIII, par sa déclaration de 1181, consacrait seigneurialement le libre exercice de cet enseignement. Les maîtres en étaient-ils déjà des Israélites ? Cela est douteux. En tous cas, jusqu'au XIIIe siècle, nulle entente entre eux, nulle discipline : il y avait déjà des leçons de médecine, il n'y avait point encore *une école*. Mais, dès la fin du XIIe siècle et au commencement du XIIIe, les médecins juifs espagnols, persécutés sous la dynastie fanatique des Almohades, émigrèrent en nombre vers le Languedoc et la Provence, où les attiraient, ainsi que nous l'avons dit, les synagogues alors célèbres de Lunel, de Posquières, de Béziers, de Narbonne, etc. Ils se fixèrent de préférence à Montpellier, en raison de la rapide expansion commerciale de cette ville, et ils y acquirent bientôt une situation intellectuelle et financière très considérable. Le foyer scientifique déjà existant s'enrichit de leurs lumières ; son importance s'en accrut au point que l'autorité ecclésiastique, qui était, au XIIIe siècle, l'autorité enseignante par excellence, comprit l'opportunité de réglementer, pour la rendre stable et viable, l'école naissante et de lui imprimer une direction uniforme : tel est l'objet de la charte organique du 17 août 1220, promulguée par le cardinal Conrad au nom du pape Honorius III. Maints documents ultérieurs, entre autres les édits de Jaime Ier d'Aragon en 1272, de Jaime II, en 1281, de Sanche en 1315, — maîtres à ces trois époques de la seigneurie de Montpellier, — du duc Louis d'Anjou, gouverneur du Languedoc au nom de Charles V en 1365, attestent le rôle persistant d'un personnel juif au sein de l'école de médecine de Montpellier. « Cet élément juif, dit M. Germain (1), fut battu en brèche à partir du règne de Philippe le Bel et, sans disparaître de Montpellier, y compta désormais moins de représentants. » Il faut donc se garder de croire, comme on le fait communément, que ce furent les édits d'expulsion des rois catholiques qui dotèrent Montpellier de ses professeurs juifs ; ce furent, bien antérieurement, les persécutions exercées par

---

1. *L'Ecole de médecine de Montpellier, ses origines, sa constitution, son enseignement*, Montp., 1880, p. 7. C'est à cette intéressante étude de M. A. Germain, doyen de la Faculté des Lettres de Montpellier, et aux autres mémoires qu'il a consacrés au même sujet (*La médecine arabe et la médecine grecque à Montpellier*, 1879 ; *Les Maîtres chirurgiens et l'Ecole de Chirurgie de Montpellier*, 1880 ; *Les anciennes thèses de l'Ecole de Médecine de Montpellier*, 1886) que j'emprunte la plupart des notions résumées dans cet appendice.

les califes Almohades. Au surplus, à côté des Juifs d'Espagne, et surtout après l'extinction de leur influence, nous devons, dans l'histoire de l'école de médecine de Montpellier, assigner une place considérable aux médecins chrétiens d'Espagne : il ne faut pas oublier qu'Arnauld de Villeneuve, dont nous allons avoir à parler, fut un des premiers régents de cette école et que c'est, en grande partie, grâce à son intercession que le pape Clément V dicta sa bulle de protection du 8 septembre 1309, qui offre le plus ancien programme d'études médicales qui nous soit parvenu. Au xve siècle, le Portugais Vasco de Taranta fut l'un des professeurs les plus réputés de l'école et l'Espagnol Juan Bruguera fonda à Montpellier le collège préparatoire, dit de Gérone, pour les étudiants espagnols. Au xvie siècle, lorsque la Renaissance, lorsque l'influence personnelle de Rabelais (1) eurent définitivement battu en brèche l'arabisme au profit de la médecine *directement* grecque ; lorsque l'arrêt des Grands-Jours de Béziers de 1550 eut inauguré le régime de l'observation pratique, — parmi ceux des professeurs de Montpellier « qui paraissent s'être associés le plus efficacement à ce travail de rénovation et avoir le mieux aidé à poser les bases de notre école hippocratique », nous trouvons encore le nom d'un Espagnol, le doyen Antonio Saporta, assisté de ses deux frères.

---

1. En 1537, nous dit M. Germain, Rabelais expliquait en chaire, texte grec en mains, les *Pronostics* d'Hippocrate.

CHAPITRE II

Les grands médecins-philosophes catalans : Arnauld de Villeneuve, Raymond Lulle, Raymond de Sebonde.

Arnauld de Villeneuve (Arnaldo de Vilanova) naquit vers 1240 à Cervera de Catalogne (1). Il apprit le latin, l'arabe et l'hébreu. A vingt ans, il passa à l'Université de Paris, où il étudia la philosophie. On le retrouve successivement à Montpellier, où il suivit les cours de médecine et de chirurgie ; à Rome, à la cour de Boniface VIII ; en Espagne de nouveau, en Afrique. Il retourna à Paris et y obtint une chaire de médecine ; l'on assure qu'elle était entourée d'une aussi grande affluence de gens qu'on en voit « sur une place de marché ». C'est là qu'il écrivit son *De regimine sanitatis*. Mais, ayant composé peu après un traité sur la venue de l'Antéchrist, il s'aliéna les

1. C'est du moins le lieu de naissance qu'on s'accorde le plus généralement à lui attribuer aujourd'hui. La question en a longtemps été débattue.

théologiens et dut quitter la ville. Il se réfugia en Sicile à la cour de Frédéric II, qui le combla de faveurs. Il reparut au bout de quelque temps à Barcelone, où il se livra à la pratique de la médecine. Sur le bruit de son habileté, l'on recourut à lui sans retard lors de la maladie du roi Pierre III d'Aragon. Après la mort de ce prince, survenue en 1285, il resta au service du roi Don Jaime, qui le chargea d'une mission de confiance à la cour du pape Clément V. Il sut plaire au pontife et son crédit ne cessa désormais de s'accroître auprès de la plupart des princes de son temps, avec lesquels il fut en correspondance. Il servit de médiateur pacifique entre le roi Robert et Frédéric II. Il périt en mer devant Gênes en 1311. Son corps fut inhumé dans le couvent des franciscains de cette ville. Clément V, dont Arnauld avait été « grand privé », écrivit une pastorale, priant les évêques de s'informer des circonstances de sa mort et de faire rechercher pour lui un livre *De re medica* qu'il savait lui être destiné. Il exprime dans cette pastorale ses grands regrets du trépas d'un homme « à qui, disait-il, s'étaient ouvertes toutes les portes de la sagesse ».

Arnauld fut un polygraphe. La plupart de ses nombreux écrits ont été imprimés à Lyon en 1504. Les uns ont rapport à la chimie, les autres à la médecine et à la botanique, quelques-uns à la théologie. Plusieurs sont d'une authenticité très douteuse. Partant, il nous est difficile de savoir quelles sont exactement les découvertes ou innovations scientifiques dont nous lui devons faire honneur. En chimie, on lui attribue, avec plus ou moins de fondement, l'extraction de l'esprit-de-vin, de l'huile de térébenthine, des eaux de senteur, des acides sulfurique, muriatique et nitrique, etc. F. Hœfer, dans son *Histoire de la Chimie*, émet l'opinion que ces préparations étaient déjà connues de son temps et qu'il n'a fait que noter des procédés dont il n'était point l'auteur. — En médecine, on ne peut nier qu'il n'ait fait faire de réels progrès à l'hygiène et à la thérapeutique. Son *De regimine sanitatis* est un bon traité d'hygiène ; dans le chapitre sur les sangsues, il pose le principe de nos ventouses scarifiées, en prescrivant d'appliquer les ventouses sur des piqûres fraîches de sangsues. Dans le *Liber de conservatione sanitatis*, il insiste sur les indications et la technique des saignées, dont il inaugure sans doute les excès. Son *De cautelis medicorum* est proprement le premier traité de déontologie écrit par un médecin chrétien ; il se résume en ce passage assez plaisant :

Medicus debet esse in cognoscendo studiosus, in præcipiendo cautus, in respondendo circumspectus; sit in visitando discretus, in prognosticando ambiguus, in promittendo fidelis, diligens et præcisus in sermone, modestus in affectione, benevolus patienti; sit in curatione fidelis, ne per negligentiam vulneret vel dolosis fraudibus imprudenter occidat. Sit in silendo cautus, ut taceat quæ revelare non debeat: occulta, quæ colliget, in pectore sub sigillo claudat ; nec uxorem, nec filiam, nec ancillam ægroti turpioculo et libidinis facie conspiciat. Ad finalia remedia non declinet protinus : vulnera ferro non curet, quæ possunt blanditiis accipere sanitatem. Nova experimenta imprudenter medicus non præscribat; quia solent novitates pericula inducere. Quis talia faciat, perfectus medicus est...

Dans le *De parabolis*, Arnauld formule un grand nombre d'aphorismes qui ne sont pas moins judicieux ; Chinchilla prétend que l'on trouve exposées dans cet ouvrage les idées qui servirent de base à Locke et à Condillac dans leurs théories de l'entendement. Le *De regimine castra sequentium* est le premier traité connu de médecine militaire : l'auteur traite du choix des lieux de campement, des marches, des qualités des eaux, des mesures à prendre contre les épidémies (1). Dans le *De sterilitate*, il signale l'existence des môles. Dans le *De Coitu*, lib. II, il traite des goitres et des propriétés curatives de la poudre d'éponge préparée. Dans le *De apparatu et usu vinorum,* il parle de l'emploi thérapeutique des préparations d'or, plus de trois siècles avant Fallope, qui, au dire de Magendie, aurait le premier introduit cette substance dans la pharmacopée. Dans le *Breviarium practicæ*, on trouve d'intéressants détails sur les ligatures ; on a pu douter s'il s'agissait de la ligature des vaisseaux ou seulement de la

1. Il est à remarquer qu'à propos de l'hygiène du soldat, il recommande les soins de propreté de la bouche :... *Sua membra extendat, crines pectat, dentes fricet...*

ligature massive des parties; mais Chinchilla invoque, à l'appui de la première supposition, le passage suivant : « *Cum acu ferrea, argentea vel ærea subtili capias venam et sub ea diligenter ducatur acus cum filo serico, quod filum ab alia parte venæ trahatur et vena ligetur cum duobus nudis ne sanguis possit exinde exire.* » (Cap. XVIII, p. 15, col. I[a]). Ailleurs, il recommande de reconnaître la place des artères *posito sub digito* ; et c'est ce qui a amené Chinchilla à se demander si, avant Anel et avant Paré, Arnauld de Villeneuve ne devrait pas être considéré comme l'inventeur de la ligature des vaisseaux.

En théologie, Arnauld soutint des opinions subversives et fut taxé d'hérésie pour son commentaire de l'*Apocalypse*. Entouré des prestiges suspects de l'alchimie, il frappa vivement l'imagination de ses contemporains, ainsi que l'attestent, d'ailleurs, ces vers de son épitaphe :

... doctum magicis vivere in artibus
Credebant homines ipseque Pontifex,
Tam portenta viris hic operans dabat !

Il passait pour l'adepte d'une secte pythagoricienne répandue dans toute l'Italie ; et la question n'est pas absolument tranchée de savoir si celle des *arnaldistes* lui dut son nom ou à Arnauld de Brescia, l'ami d'Abélard.

Politicien, diplomate, théologien, alchimiste, médecin, voilà bien des aptitudes et bien des emplois pour un seul homme. L'exemple d'Arnauld de Villeneuve a pour nous ceci de particulièrement intéressant qu'il nous montre complètement, et dès le seuil de cette histoire, ce qu'était un grand médecin au moyen âge. C'était le contraire de ce que nous entendons par là aujourd'hui. C'est le *physicus* opposé au *spécialiste*. Le *physicus* (1), c'est-à-dire proprement l'homme qui étudie la nature, l'univers ; qui aspire à pouvoir, comme Pic de la Mirandole, discourir *de omni re scibili ;* qui, parce qu'il croit savoir que tout est dans tout et que chaque maladie a sa cause et son remède en un lieu quelconque du monde, parfois dans une sphère très éloignée, est donc tout ensemble mathématicien, astrologue, botaniste, théologien et médecin : encyclopédiste en un mot. Il faut concevoir que c'est bien là, initialement, la tendance naturelle de la médecine, art ou science synthétique s'il en fût. Elle occupe, entre les autres sciences, qui sont presque toutes ses tributaires, une place privilégiée, centrale en quelque sorte ; elle comporte, en même temps, l'application la plus littérale du γνῶθι σεαυτὸν ; aussi a-t-elle toujours entretenu des rapports étroits avec la philosophie. Le médecin du moyen âge était donc le *physicien*. C'est l'avènement de l'expérimentation qui, accroissant incalculablement le nombre des données précises dans les sciences et faisant de chacune d'elles un répertoire plus que suffisant pour remplir et sur-

---

1. *Physicus*, médecin. Pendant longtemps *fisico* en italien et en espagnol a gardé ce sens. Cf. l'anglais actuel *physician*.

charger la mémoire d'un seul homme, a rendu nécessaire la *spécialisation :* ainsi a été rétréci beaucoup le champ de conscience de chaque travailleur au profit de la netteté de sa vision partielle. Cette évolution a été grandement retardée en Espagne, d'une part et d'abord en raison des habitudes d'esprit développées là plus qu'ailleurs par l'arabisme, en outre et ensuite à cause de la police catholique, le dogme ayant toujours plus à craindre dans les sciences les faits que les idées pures (un *fait* n'est-il pas une sorte de dogme démontré ?). Aussi verrons-nous au XVIe et jusqu'au XVIIIe siècles la médecine conserver en Espagne ce caractère médiéval — *indifférentié* — que, d'emblée, Arnauld de Villeneuve nous donne occasion de signaler. Le docteur Laguna, par exemple, sera diplomate au compte de l'empereur comme Arnauld au compte du roi d'Aragon ; Servet exposera sa découverte physiologique au milieu d'une dissertation antitrinitaire ; Vallès ne se bornera pas à commenter Hippocrate, il écrira son *De sacra philosophia ;* il n'est pas jusqu'au médecin polygraphe Piquer, en plein XVIIIe siècle, qui ne nous rappelle par plus d'un côté le « physicus » du moyen âge... Que dis-je ! de nos jours mêmes, n'est-ce pas encore le cas de Letamendi ?

Mais, sans anticiper davantage, venons-en au disciple immédiat d'Arnauld de Villeneuve, à Raymond Lulle.

Lulle (Raimundo Lulio en espagnol ; en catalan, lorsqu'il eut pris l'habit de saint François, Fr.

Ramon Lull), bien que l'aîné d'Arnauld, fut en effet son disciple, mais en médecine et en alchimie seulement; car, par l'ampleur et l'élévation de son génie philosophique, il le dépassait de beaucoup. Né à Palma (Majorque) en 1235, après une jeunesse dissolue il se convertit et se livra à l'étude. Profondément versé dans la science arabe et dans la Cabbale, il devint l'adversaire le plus véhément des averroïstes. Le rêve de sa vie fut la destruction de l'islamisme. Il s'y employa avec un zèle prodigieux, multipliant les voyages et les séjours à Paris, Montpellier, Avignon, Chypre, Vienne, « harcelant de ses projets aventureux papes et rois ». Il fut enfin lapidé à Bougie, en 1315, victime de sa témérité prosélytique.

Alchimiste, on lui a attribué un grand nombre d'ouvrages que la critique a déclarés apocryphes. On doit rayer de son actif l'invention du four dit *athanor*, la fabrication du tartre calciné, l'extraction de la potasse des cendres végétales, la coupellation de l'argent, l'appareil destiné à recueillir et à déterminer l'acide carbonique dans l'analyse des substances organiques, etc. Il est douteux qu'il se soit jamais occupé de la recherche de la pierre philosophale; dans ses livres authentiques, il nie même la possibilité de la transmutation. Il a écrit savamment sur la botanique. Quant à sa science médicale, à en juger par le *Liber de principiis medicinæ*, l'*Ars compendiaria medicinæ*, le *Liber de regiminibus sanitatis et infirmitatis*, le *Liber de pulsis et urinis,* le *De secretis naturæ,* etc., etc., elle fut surtout de seconde main et tout inspirée des Arabes. Il faut lui reconnaître, toutefois, le mérite d'avoir, l'un des premiers, contribué à appliquer la chimie à la médecine. A cet égard, il est digne des éloges de Boërhaave et de Manget. Sprengel ne s'y associe point : « Il faut le lui pardonner, dit Chinchilla, à cause de son ignorance complète de notre littérature. »

La vraie gloire de Lulle est celle qu'il s'est acquise comme philosophe. En vain a-t-on écrit, faisant allusion à sa vie errante et bizarre, « qu'un fou de cette sorte n'avait pu naître qu'au pays de Don Quichotte » ; en vain a-t-on insisté sur les extravagances de son mysticisme visionnaire et a-t-on abusé ironiquement du surnom d'*Illuminé* par lequel on le distingua des autres grands docteurs de la scolastique franciscaine et notamment du Docteur Séraphique (saint Bonaventure), du Docteur Admirable (Roger Bacon) et du Docteur Subtil (Duns Scot), entre qui il a sa place naturelle ; en vain a-t-on prétendu discréditer sa philosophie en relevant ce qu'il y avait d'absurde, par exemple, dans la conception de ces cercles mobiles au moyen desquels il essayait de représenter tous les rapports logiques ; — une critique plus large se plaît à reconnaître en lui une intuition transcendante, un entendement synthétique de premier ordre, une imagination constructive d'une puissance et d'une fécondité inouïes (1). « Parmi les philosophes

1. On lui a attribué près de cinq cents ouvrages. « Cette

réalistes, dit M. Menéndez y Pelayo, il remplit l'intervalle entre Platon et Hegel. Nul n'a manifesté avec plus de vigueur et d'insistance qu'il ne l'a fait dans son *Ars Magna* la vertu prolifique et *plasmatrice* de l'idée, vertu qui se communique au signe même et qui donne aux nombres et aux lettres une sorte de pouvoir thaumaturgique et mystérieux. » (1).

Mais, quelque attachant qu'il soit, le *philosophe* ne nous appartient qu'autant qu'il est opportun de montrer ici l'homme tout entier ; il serait peut-être déplacé d'en parler plus longuement. Tout au plus puis-je rappeler que son influence hors d'Espagne fut considérable. Cornélius Agrippa, Giordano Bruno se firent ses commentateurs et partiellement ses disciples ; le P. Kircher ne laissa pas de s'inspirer de lui ; et l'on retrouve quelque chose de ses doctrines jusque dans les conceptions harmoniques de Leibnitz, qui, d'ailleurs, parle toujours de Lulle avec une singulière estime.

Avant de quitter avec lui ce XIIIe siècle que domine, en Espagne, son étrange et imposante figure, nous

---

multitude de livres n'est, en soi, ni un mérite, ni un démérite, dit M. Menéndez y Pelayo, mais elle est caractéristique. C'est là un trait commun à maints Espagnols doués à un haut degré des qualités de leur race : le Tostado, Suarez, Lope de Vega... En Espagne, la force de production se manifeste par l'abondance de l'œuvre plutôt que par sa concentration. Tout Espagnol, en science, en art, jusque dans la vie politique, est par nature *improvisateur*. Lulle improvisait des systèmes, comme Lope improvisait des drames »

1. *La Ciencia española* (1889), t. III, p. 28.

devons signaler encore le médecin Pedro Hispano, son contemporain. Né à Lisbonne, il alla faire ses études à l'Université de Paris. Il y prit tant de grades dans les différentes facultés qu'on le surnomma le *Clerc universel.* Il devint premier médecin de Grégoire X, qui le nomma archevêque de Braga. Successivement cardinal, évêque de Frascati, puis de Viterbe, il fut enfin élu pape sous le nom de Jean XXI. Ses historiens disent qu'il fut meilleur médecin que pape. Cependant, ses livres de recettes médicales, tels que le *Cyranide* et le *Circa instans*, dans lesquels il critique les rêveries superstitieuses des médecins de Salerne et du Mont-Cassin, fourmillent eux-mêmes d'absurdités. Selon lui, par exemple, quiconque porte les noms de Gaspard, Balthazar et Melchior est à l'abri de l'épilepsie. Veut-on provoquer une diarrhée, il n'y a qu'à remplir un os humain des excréments du malade et le jeter aussitôt dans une rivière : tant qu'il y restera, le malade aura le ventre relâché. Et ainsi de suite. Son *Thesaurus pauperum* fut fameux pendant le moyen âge comme livre de vulgarisation.

De même qu'Arnauld de Villeneuve a été le maître de Lulle, ainsi Lulle fut, par ses écrits, celui de Raymond de Sebonde (Raimundo Sabunde). A tout lecteur de Montaigne, ce nom est familier : c'est celui d'un « inconnu célèbre », pour parler comme l'abbé Reulet. C'est encore un médecin. Le détail est intéressant, non seulement parce qu'il nous donne droit de faire figurer ce personnage dans notre revue rapide, mais surtout parce qu'il confirme ce que nous avons dit des rapports très étroits qui, à cette époque, unissaient la médecine à la philosophie. Raymond de Sebonde n'est pas né lorsque meurt Raymond Lulle.

Tout ce XIVe siècle, « siècle épileptique », a-t-on dit, au point de vue des mœurs et des passions, est rempli, au point de vue des idées, par les plus vaines disputes scolastiques. Toutes les chaires sont occupées par des ecclésiastiques, principalement par des réguliers, dominicains et franciscains. Ils forment ces deux partis des thomistes et des scotistes que l'on voit aux prises si longtemps. Les grands docteurs ont disparu, la dialectique des écoles se perd de plus en plus dans les arguties. C'est la décadence de la scolastique. L'Espagne est, en outre, désolée par les guerres intérieures; quand les chrétiens ne combattent pas contre les Maures, ils combattent entre eux de royaume à royaume, de frère à frère : c'est le temps de la lutte terrible de Pierre le Cruel et d'Henri de Transtamare. Bien que nous ayons à signaler dans ce siècle la création de quelques nouvelles universités, celles de Lérida (1300), de Valladolid (1346), de Huesca (1354), les progrès des arts et des sciences sont fort entravés par les querelles perpétuelles entre les rois et la noblesse. Aussi est-ce en Italie, à Bologne, que le cardinal Gil de Albornoz va fonder, en 1364, son collège de médecine ; et c'est à Toulouse que le Barcelonais Raymond de Sebonde ira enseigner la théologie et la médecine dont il est docteur. Ce n'est pas le premier médecin espagnol qui, pour s'illustrer, quitte la Péninsule. Arnauld de Villeneuve et Raymond Lulle ne lui ont-ils pas déjà montré le chemin ? Et ce ne sera pas le dernier. La série de ces transfuges est brillante : qu'on en juge, quant à présent, par les seuls noms de Servet et d'Orfila ! — Raymond de Sebonde passa donc à Toulouse, y vécut, y enseigna, y mourut en 1432. Son œuvre principale est intitulée *Theologia naturalis seu liber creaturarum ;* c'est un essai de théodicée rationnelle ; la doctrine en est vaste et solide ; l'influence de Lulle s'y fait assez sentir pour que l'on ait pu considérer ce traité comme une amplification du *Llibre dels articles de la Fe* ; l'originalité de l'auteur consiste peut-être en ce qu'à cette influence il combine constamment celle de saint Thomas d'Aquin. Le prologue parut hétérodoxe et fut mis à l'index par Clément VIII. C'est de ce livre que Montaigne prit texte et prétexte pour écrire son *Apologie de Raymond de Sebonde,* qui est le chapitre le plus développé de ses *Essais* et le plus propre à nous faire apprécier la valeur de son scepticisme.

Entré par la grâce de Montaigne dans la littérature universelle, ce médecin catalan représente à lui seul toute la culture espagnole au déclin du XIVe siècle.

CHAPITRE III

Le xve siècle.

Le xve siècle, où se termine le moyen âge, est marqué en Espagne par d'importants progrès. Il prépare et annonce le *grand siècle*. C'est une période de concentration, d'unification, d'organisation. De grands événements se produisent: l'union des couronnes de Castille et d'Aragon, l'achèvement de la Reconquête, l'expulsion des Juifs et des Maures, la découverte du Nouveau-Monde. En 1474, des familles allemandes introduisent l'imprimerie à Barcelone d'abord, puis dans les autres grandes villes (1). Chacun de ces événements influe sur la culture espagnole.

1. Beaucoup d'ouvrages considérables seront imprimés en France ou dans les Pays-Bas. Le conseiller Bertaut écrit, en 1659, « qu'il n'y a point d'imprimeurs en Espagne assez forts pour entreprendre de grands ouvrages, qu'ils envoient tous imprimer à Lyon ou à Anvers ».

L'édit de 1492, par lequel Ferdinand d'Aragon, à l'instigation du cardinal Ximenez, privait l'Espagne de toutes les ressources de la civilisation sémitique, fut une faute inexcusable. Toutefois, on peut dire que les conséquences en furent moins graves que si Constantinople n'eût pas été prise par Mahomet II une quarantaine d'années auparavant. La science des Juifs et des Maures allait être perdue pour l'Espagne, ou à peu près. Mais déjà celle des savants grecs s'y substituait. Il faut considérer, en effet, que le royaume de Naples, où ils se réfugièrent pour la plupart, dépendait alors de la couronne d'Aragon. Ainsi la victoire de l'islam en Orient, par un balancement paradoxal, portait un coup décisif à l'arabisme d'Occident. D'illustres érudits espagnols sortiront des écoles gréco-italiennes : Arias Barbosa, Zamora, le docteur Tarragona, Reinoso... Condillac a beau dire que cette intrusion soudaine de culture byzantine dans le monde moderne en formation eut pour résultat fâcheux de l'arrêter sur les voies de l'avenir, où déjà le guidaient les grands et libres esprits de Dante et de Pétrarque, et de le rejeter vers le passé, — nous n'en continuerons pas moins de croire que les historiens ont été bien inspirés lorsqu'ils ont convenu de fixer à cette année 1453 la fin du moyen âge.

En médecine, la tradition purement et directement hippocratique, c'est-à-dire le goût de l'observation précise et pratique, va partout remplacer peu à peu le verbalisme où avait fini par se complaire et s'égarer la subtilité arabe. L'Espagne bénéficiera moins sans doute que d'autres pays de cette transformation (nous sommes au siècle de Torquemada) ; ses médecins, trop imbus du principe d'autorité, s'attacheront plus à la lettre qu'à l'esprit et commenteront longtemps Hippocrate à la manière scolastique ; ils ne laisseront pas de profiter quand même de son enseignement.

Aussi bien, avant la diffusion de la science byzantine, l'Espagne chrétienne avait déjà fait de grands progrès dans l'ordre de la culture intellectuelle. Rien ne le prouve mieux que l'histoire de ce singulier clerc espagnol, maître Fernand de Cordoue, qui, tout jeune, vint à Paris en 1445, étonna et même *effraya* les docteurs de Sorbonne par son érudition dans les langues les plus diverses, la *médecine*, la théologie, le droit, les arts et sciences ; fut jalousement soupçonné d'avoir fait un pacte avec le démon, dut gagner la Flandre au plus vite et finalement se retira à Rome, où il vécut dans l'entourage du cardinal Bessarion. « Sans doute, dit M. Morel-Fatio, une telle revanche de Salamanque sur Paris ne donne pas la valeur moyenne de la science espagnole de l'époque. Fernand de Cordoue reste, ou à peu près, seul de son espèce. Toutefois, cette soudaine apparition d'un Espagnol vraiment docte vint à propos tempérer l'outrecuidance de nos clercs... » (1).

---

1. *Etudes sur l'Espagne*, 1re série, p. 15. — En 1478, Fernand de Cordoue écrivit un *Opus de animalibus* ; on a encore de lui

Ce qui est pour nous d'un intérêt plus direct, c'est que le xve siècle est l'époque où nous voyons *s'organiser* sérieusement en Espagne l'enseignement et l'exercice de la médecine. Déjà à la fin du xive siècle, Jean Ier avait essayé de légaliser cette profession, qui était jusqu'alors laissée aux mains d'une infinité de charlatans. Mais ce sont ses successeurs, Henri III le Malade et Jean II qui inaugurèrent vraiment la législation médicale. De chétive complexion l'un et l'autre, ils s'entourèrent naturellement des meilleurs médecins de leur temps et subirent leur influence. Jean II créa par décret, en 1422, un tribunal d'alcades et examinateurs spéciaux pour apprécier les compétences de ceux qui prétendaient se consacrer à l'art de guérir. Alfonso Chirino et plus tard Fernan Gomez, dit le Bachelier de Cibdad Real, remplirent les fonctions de *proto-médecins*, c'est-à-dire d' « alcades et examinateurs majeurs des physiciens et chirurgiens des royaumes et seigneuries d'Espagne ». Henri IV confirma ces prérogatives et *fueros*, que Ferdinand et Isabelle ratifièrent à leur tour par une loi du 30 mars 1477 dont voici le passage principal : « Ordonnons et mandons que les proto-médecins et alcades examinateurs majeurs qui de nous tiendront pouvoir, soient reconnus, dans tous les royaumes et seigneuries que nous possédons et pourrons posséder, comme aptes à examiner les

---

un traité *De artificio omnis scibilis*, où il expose sa doctrine sur l'unité de la science et de la méthode et tente de concilier Platon et Aristote.

physiciens, chirurgiens, charmeurs (*ensalmadores*), apothicaires, droguistes, herboristes et telles autres personnes qui, en tout ou en partie, feront office de guérir... »

Les privilèges accordés aux médecins furent si grands que les procureurs aux cortès réunies à Zamora en 1432 et à Madrigal en 1438, représentèrent au roi qu'il y avait peut-être en cela quelque excès ; mais les ordonnances royales de Madrid de 1435 (chap. 30) et de 1438 (chap. 8) attestent que les souverains ne modifièrent pas ces mesures de protection. L'un des privilèges octroyés au tribunal du *Protomédicat* était que le civil ni aucune autre autorité ne pouvaient intervenir dans les affaires de la faculté : le droit n'en appartenait qu'au gouvernement. Les médecins furent donc en Espagne les premiers d'entre les sujets pour qui fut instituée une jurisprudence particulière ; car ce tribunal du Protomédicat date de 1422, tandis que le Conseil royal et la chancellerie de Valladolid ne furent créés qu'en 1442, celle de Ciudad Real en 1494, celle de Grenade en 1505, le Conseil des Indes en 1511 (modifié en 1524), le tribunal de l'Inquisition en 1483 (1), le tribunal de la Croisade en 1509, le Conseil des Finances en 1602.

En même temps que les rois réservaient ainsi

---

1. L'Inquisition fonctionna en Catalogne, nous l'avons vu, dès le XIIIe siècle, contre l'hérésie albigeoise ; elle y régna durant les XIVe et XVe siècles, et ce n'est qu'à la fin de celui-ci qu'elle s'établit en Castille, où elle dura juste trois siècles.

l'exercice de la médecine à ceux qui offraient toutes garanties de compétence, ils leur donnaient de nouveaux moyens de s'instruire. De nouvelles universités furent fondées : en 1411 celle de Valence, en 1450 celle de Barcelone, en 1474 celle de Saragosse (c'est l'année de l'introduction de l'imprimerie en Espagne), en 1483 celle de Majorque et enfin, la dernière année du siècle, celle d'Alcala, qui doit sa création au cardinal Ximenez et qui va devenir la grande rivale de Salamanque.

Les institutions sanitaires et philanthropiques se multiplient et, dans cet ordre de choses, *l'Espagne devance, à plusieurs égards, tous les autres pays d'Europe* (1).

C'est ainsi que des asiles d'aliénés — des *casas de Orates*, comme on les appelle là-bas, — sont ouverts dès 1409 à Valence, dès 1425 à Saragosse, en 1436 à Séville, en 1483 à Tolède. Pinel et Alibert ont parlé avec éloge de l'antique Hospice de Saragosse, où les fous n'étaient pas soignés avec moins d'intelligence que d'humanité. L'Angleterre, la France et l'Allemagne n'ont possédé que beaucoup plus tard des établissements similaires.

---

1. L'hygiène fit en Espagne ses premiers grands progrès. La *propreté*, publique et individuelle, y était alors (à l'encontre de ce qu'on voit aujourd'hui) l'objet de plus de soins que dans aucun autre pays d'Europe. J.-W. Draper, dans son *Histoire de l'Evolution intellectuelle de l'Europe*, rappelle que c'est aux Espagnols que l'on doit l'invention de deux détails qui améliorèrent singulièrement les usages : la *chemise* et la *fourchette*.

De même, la *morberia* établie à Majorque pendant l'épidémie de peste de 1471 inaugura en Europe le régime des *quarantaines*. Nous avons vu, d'autre part, que le Cid avait, dès le XIe siècle, fondé un lazaret à Palencia ; les léproseries se multiplient au XVe siècle ; la direction en est retirée au clergé et confiée à des laïques, dits *alcaldes de lepra*.

C'est encore l'Espagne qui organisa la première la police et le régime sanitaire des maisons de prostitution. Il est avéré qu'elles étaient soumises à des règlements précis dès l'année 1486. La surveillance médicale des *mancebias* était assurée avec un soin qui étonnait les étrangers. A l'extrême fin du siècle, le Français Antoine de Lalaing, seigneur de Montigny, ayant eu occasion de pénétrer dans le « merveilleux bordeau » de Valence, nous apprend « qu'il y a deux médecins ordonnés et gagiés à la ville pour chascune semaine visiter les filles, à sçavoir si elles ont aulcunes maladies, pocques ou aultres secrettes, pour les faire vuider du lieu. S'il y en a aulcune malade de la ville, les seigneurs d'ycelle ont ordonné lieu pour les mectre à leurs dépens, et les foraines sont renvoyées où elles veulent aller. *J'ay cy escript pour ce que je n'ay oui parler de mectre telle police en si vil lieu.* » (1).

---

1. Ces excellentes mesures de police et de salubrité furent en vigueur pendant tout le XVIe siècle ; elles furent très malencontreusement supprimées, à l'instigation du clergé, par Philippe IV, qui interdit, par une pragmatique de 1623, la pros-

Isabelle la Catholique institua le premier service d'hôpitaux militaires de campagne, ainsi qu'il résulte des récits de Hernan Perez del Pulgar et des termes très explicites d'une lettre latine adressée en 1489 par Pierre-Martyr d'Angleria au cardinal Archambaud, archevêque de Milan.

Enfin, pour terminer la série des institutions médicales inaugurées en Espagne au xve siècle, il nous reste à mentionner la création du service de la chambre royale. A cet égard, l'Espagne ne fit que copier les usages de la cour de Bourgogne. Les médecins de la chambre, selon les documents conservés aux archives de Simancas, devaient appartenir à la noblesse.

Les institutions ne sont que des cadres. Quel est positivement, au point de vue des sciences médicales, le bilan du xve siècle ?

En ce qui est de l'anatomie, certaines facilités d'études sont accordées aux médecins. Déjà vers 1240, paraît-il, Ferdinand III aurait doté l'université de Palencia d'une chaire d'anatomie. Alphonse le Sage la transféra à Salamanque. L'on pratiqua la dissection, mais, selon Adeva y Pacheco, hors de la ville, en un lieu appelé l'hermitage de Saint-Nicolas ; c'était probablement un terrain de sépulture ; les médecins jugeaient plus commode et plus prudent d'aller disséquer là que dans la ville, où la force des préjugés

titution publique en Espagne. — On consultera avec fruit, au sujet *de la Prostitution en Espagne*, le mémoire du Dr J.-M. Guardia, Baillère éditeur, 1857.

religieux les en eût sans doute empêchés. Quoi qu'il en soit, au XVe siècle, non seulement les rois catholiques autorisèrent la dissection, mais, bien plus, par décret de 1488, ils édictèrent la peine de mille *soldos* « contre quiconque oserait mettre empêchement à une anatomisation ». Peut-être, comme le dit Chinchilla, aucune autre nation de l'Europe ne pourrait-elle fournir l'équivalent, pour cette époque, d'une mesure pareille. Les progrès de l'anatomie ne répondirent du reste guère à cette faveur ; les idées physiologiques demeurèrent à peu près celles des Arabes, qui connaissaient très mal la structure et partant les fonctions des organes, l'ouverture des cadavres leur étant absolument défendue par le Coran ; et quant à la chirurgie, abandonnée longtemps aux mains des barbiers, elle ne commença de se perfectionner que vers 1490, lorsque Antonio Amiguet, docteur de Barcelone, et Juan Valls eurent établi une école d'enseignement technique. Jusque-là, on apprenait simplement aux étudiants de Salamanque à appliquer des pansements et des bandages sur un mannequin articulé. Le seul ouvrage à signaler est un traité de chirurgie en vers, composé en 1412 par Diego Cobo sous ce titre : *Cirugia rimada, que compuso Diego Cobo, medico e zurugiano, el cual tratado es de las apostemas, segun general y particular fablamiento por rima.* L'auteur se montre purement arabiste.

Dans l'ordre de la médecine proprement dite, nous avons vu qu'Arnauld de Villeneuve et Raymond Lulle, aux œuvres de qui se réduit à peu près la littérature spéciale de l'époque précédente, avaient surtout, à l'imitation des Arabes, contribué à orienter la thérapeutique vers la chimie. Les médecins espagnols du XVe siècle exagérèrent cette tendance (1) et furent des polypharmaques.

Tel fut Alfonso Chirino, de Guadalajara, abbé d'Alcala, premier médecin de Jean II, roi de Castille et de Léon; alcade et grand examinateur de tous les médecins et chirurgiens de tous les royaumes et seigneuries de ce roi. Il publia en 1447 un livre intitulé *Miroir de la médecine* où, sous prétexte de régulariser les prescriptions des remèdes, il se montre lui-même très partisan des mixtures les plus compliquées, et ne fait faire aucun réel progrès à la science ; tout au plus peut-on signaler l'idée qu'il a eue du rôle joué par la rate dans les fièvres intermittentes et l'emploi qu'il a imaginé des frictions mercurielles contre la gale.

Le « Bachelier de Cibdad Real », Hernan Gomez, fut aussi médecin de Jean II et proto-médecin. Mais son œuvre, ce fameux *Centon epistolario*, appartient à l'histoire de la littérature espagnole, nullement à celle de la médecine. Ses lettres, adressées au roi et à divers grands personnages, constituent un des textes de langue les plus friands du XVe siècle ; elles traitent

---

1. La thérapeutique végétale reprit faveur à la fin du siècle, lorsque le botaniste Diego Alvarez Chanca, compagnon de Christophe Colomb dans son second voyage, et maître Rodrigo Fernandez de Santaella eurent fait connaître, les premiers, les propriétés de quelques-unes des plantes du Nouveau-Monde.

de toutes sortes de sujets et offrent un tableau très curieux des mœurs de son temps, des guerres, des intrigues de cour ; mais à peine y peut-on relever quelques passages qui aient trait à sa profession : il s'y montre d'esprit large, sceptique, plus confiant en une bonne hygiène que dans les ressources de la pharmacie. Il avait un certain degré de curiosité scientifique et, par exemple, son épître LXXIV, adressée au poète Juan de Mena, révèle l'intérêt, très dépourvu de préjugés superstitieux, que lui inspira le spectacle d'une chute d'aérolithes, fort singulière à la vérité, qui eut lieu pendant une chasse royale près du bourg de Roa en 1438 ; il la décrit avec une précision qui rappelle la lettre de Pline le Jeune sur l'éruption du Vésuve et il conclut par ce trait : « Beaucoup en font des augures, car il n'est chose naturelle que ne puissent tourner en critique du gouvernement ceux qui trouvent à s'en plaindre. » En somme, esprit libre, curieux, observateur ; épistolier et chroniqueur d'un style savoureux ; négligeable comme médecin.

Nous avons déjà eu l'occasion de nommer le Portugais Vasco de Taranta, un des plus célèbres médecins compilateurs du xve siècle, qui exerça et professa longtemps à Montpellier. C'est un livre de lui, traduit du latin en castillan par Juan Villa sous le titre de *Epidemia y Peste* et publié à Barcelone en 1475, qui passe pour avoir été le premier ouvrage de médecine imprimé en Espagne.

Julian Gutierrez, de Tolède, fut médecin des Rois

Catholiques. Il se consacra particulièrement à l'étude de la *pierre*. Dans le *De potu in lapidis præservatione*, il examine si le vin blanc est moins pernicieux que le rouge ou inversement, et il se perd en considérations minutieuses sur les couleurs et qualités des vins. Dans un autre ouvrage, il étudie les signes cliniques et la thérapeutique de la pierre et des coliques néphrétiques ; il distingue bien la lithiase rénale de la lithiase biliaire ; il note judicieusement certains détails, par exemple la douleur réflexe à l'extrémité de la verge ; il insiste sur les indications diététiques. Ces ouvrages remontent à 1494 et 1498. Ils sont devenus extrêmement rares. Chinchilla fait remarquer que Julian Gutierrez était arrivé à une connaissance assez sérieuse de la question qu'il traite et qu'on ne devrait pas omettre de citer son nom parmi ceux des auteurs qui ont anciennement écrit sur la pierre. « Je ne puis m'empêcher de reconnaître, ajoute-t-il d'ailleurs, que ses ouvrages se ressentent beaucoup de l'arabisme et que la lecture en est rendue fastidieuse par l'accumulation des autorités et des citations, selon le goût du temps. »

Pedro Yanguas, médecin du cardinal Ximenez, montra, dit-on, au chevet de Philippe le Beau une science supérieure à celle de tous les médecins flamands de ce roi, y compris Marlianus lui-même. C'est sur le bruit de cette renommée que je joins son nom, bien qu'il n'ait rien écrit, à ceux des précédents cliniciens et compilateurs.

Il reste à parler des *syphiligraphes* (?), que j'ai cru devoir grouper ensemble et réserver pour la fin de ce chapitre. Ils se sont occupés de l'événement pathologique le plus important de leur siècle et ont tâché de résoudre, chacun à sa façon (en prose ou en vers), une question qui n'est pas encore bien tranchée.

Tandis que le botaniste Diego Alvarez Chanca, compagnon de Christophe Colomb dans son second voyage, faisait déjà concevoir que l'expédition allait enrichir la pharmacopée, elle fut accusée, non sans apparence, d'enrichir d'abord la nosologie. En effet, avec le second retour de Colomb coïncidait l'apparition à Barcelone de cette fameuse épidémie de 1494, dont les ravages devaient bientôt s'étendre dans toute l'Europe.

Le « mal de bubas », comme le désignèrent les Espagnols (1), était-il bien la syphilis ? et provenait-il bien réellement des Antilles ? L'opinion la plus accréditée aujourd'hui parmi les spécialistes est que la syphilis était répandue dans l'Ancien Monde bien longtemps avant la découverte du Nouveau, et que

---

1. La synonymie espagnole de cette maladie est fort diverse : *mal de bubas, morbo serpentino, pestiferas bubas, sarna egipciaca, mal gàlico*, etc., etc. Ruiz de Isla rapporte que le nom américain de cette affection, d'après les navigateurs qu'il vit et soigna, était *hipas*, ou *guaynaras*, ou encore *taynastizas*. — On sait qu'en Italie on l'appela *mal français*, en France *mal de Naples*, en Portugal *mal de Castille*, aux Indes et en Perse *mal des Portugais*...

l'épidémie de 1494 était probablement tout autre chose. — Quoi qu'il en soit, cette maladie vénérienne avait des affinités assez grandes avec la vérole et se montrait assez justiciable des mêmes procédés thérapeutiques pour que nous puissions, jusqu'à plus ample informé, laisser à Pedro Pintor, à Villalobos, à Torrella et à Ruiz de Isla le titre de « syphiligraphes » que certains historiens espagnols se sont plu à leur décerner.

Pedro Pintor, Valencien, médecin du pape Alexandre VI, publia à Rome en 1499, sous le titre de *Agregator sententiarum de præservatione et curatione pestilentiæ*, une sorte de théorie astrologique et théosophique du mal vénérien : selon lui, l'étiologie de cette affection comporte deux facteurs ou, pour parler son langage, deux racines : l'une, *radix major*, c'est l'influence des astres ; l'autre, *radix minor*, c'est le malheur des temps dû aux péchés des hommes. Au milieu de ces solennelles billevesées, quelques faits utiles à retenir ; entre autres, celui-ci : l'épidémie éclata à Rome au mois de mars 1494 « peu de temps après que le soleil fut entré dans le signe du Bélier ». — « Voilà, dit Chinchilla, un témoignage probant de ce que le mal vénérien ne fut point importé par Christophe Colomb et son équipage, car il n'est aucunement croyable que, dans les huit jours que l'on compte entre le débarquement de Colomb et l'apparition de la maladie en Italie, la propagation ait pu se faire... »

Gaspar Torrella, également Valencien et également

médecin du pape Alexandre VI, puis de Jules II, reçut les ordres, fut fait évêque et assista en cette qualité au cinquième concile de Latran. C'est au bout de dix ans de prélature qu'il écrivit à Rome, en 1497, son *Tractatus cum consiliis contra pudendagram seu morbum gallicum*..., imprimé en caractères gothiques et dédié à César Borgia, alors cardinal-diacre de Valence (1). Cet ouvrage contient, parmi beaucoup de théosophismes, quelques observations précises, mais aucune indication vraiment nouvelle et utile. Torrella en donna une seconde édition, en 1499, à Blois, lorsqu'il accompagnait en France César Borgia, alors attaché à la cour de Louis XII. Cet évêque conseille, par mesure prophylactique, que les femmes publiques soient soumises à un examen médical, régulier et attentif. Au point de vue thérapeutique, il se montre effrayé des accidents produits par l'*abus du mercure* (auquel il attribue la mort d'Alphonse Borgia, frère d'Alexandre VI) et, par une réaction excessive, il proscrit complètement dans son second ouvrage cette substance qu'il recommandait d'employer à faibles doses dans le premier. Entre autres opuscules, on lui doit encore, sous le titre de *Consilia de ægritu-*

1. Il ne faut pas oublier que les Borgia, qui donnèrent le scandaleux spectacle de tant de vices et de crimes, mais aussi l'exemple de tant de vertus intellectuelles, et qui contribuèrent si puissamment aux progrès de la culture et de la politique italiennes, étaient des Espagnols, des Aragonais (*Borja*, Borgia).

dine pestifera et contagiosa (1521), une relation assez détaillée sur une épidémie de fièvre très forte accompagnée d'un grand délire et rapidement mortelle qui, en 1505 — nous anticipons — fut apportée en Biscaye par l'escadre des Flandres, fit plus de six mille victimes dans les provinces du Nord et de là se propagea dans toute l'Espagne. — Gaspar Torrella eut un frère, Jeronimo, docteur de l'université de Sienne, qui fut médecin de Ferdinand le Catholique. Il est connu surtout comme humaniste et mathématicien. Son principal ouvrage, publié à Valence en 1496, est intitulé *Opus præclarum de imaginibus astrologicis.*

Venons-en à celui qu'on a surnommé le Fracastor espagnol, à Francisco Lopez de Villalobos. Né à Valladolid vers 1469, il fit ses études à Salamanque, devint médecin de la chambre de Charles-Quint et prit, vers la fin de sa vie, l'habit de saint François. Il s'est acquis une certaine célébrité par un ouvrage en vers qu'Astruc rechercha longtemps sans pouvoir se le procurer et dont le titre exact est : *Le sommaire de la médecine en langue vulgaire, contenant un traité sur la peste vénérienne, par le licencié Villalobos, étudiant de l'université de Salamanque, fait à l'intention du très magnifique et illustre seigneur marquis d'Astorga ; revu et corrigé par l'auteur lui-même ; imprimé dans la ville de Salamanque, à ses frais, chez Antonio de Barreda, libraire. An de la naissance du Sauveur M. CCCC. XC. VIII.* Cet ouvrage est un des premiers, et peut-être le premier qui ait été composé sur le prétendu mal vénérien. Il comprend soixante-quatorze dizains sur l'étiologie (trop astrologique), la symptomatologie et la thérapeutique de la vérole. Le tour en est plaisant et ironique, comme en peut faire foi cette seule réflexion sur le caractère et le siège de la maladie qui, dit-il,

es muy gran vellaca y asi ha comenzado
por el mas vellaco lugar que tenemos.

Nous voyons que déjà (en 1498) l'on employait les préparations mercurielles en frictions :

. . . .

con esto ceniza de ajos majad
y mirra y encienso, aloes y neguilla,
y el unto y azogue matado mezclad.

L'auteur n'avait que dix-neuf ans quand il publia ce singulier poème, par lequel il est en effet, de loin, le précurseur de l'Italien Fracastor. Dans le cours du siècle suivant, outre une *Glosa litteralis in primum et secundum naturalis historiæ libros* (Alcala, 1524), ouvrage devenu très rare que Haller ne connut pas et qu'Astruc ne cite que par ouï-dire, il devait produire diverses compositions de fantaisie qui le font ranger au nombre des meilleurs humoristes espagnols. Ses *Problèmes* surtout, série de huitains satiriques fort admirés du critique Capmany, firent fureur à l'époque. Le médecin y montre parfois le bout de l'oreille, mais un médecin sceptique, qui loue les animaux de savoir se guérir tout seuls (1) et donne, en passant, plus d'une croquignole à ses confrères. Par certains de ses côtés littéraires, Villalobos annonce Quevedo.

Quant à Ruiz de Isla, le plus important de ces « syphiligraphes », il appartient, par la date de publication de son ouvrage, au XVIe siècle, où nous allons le retrouver.

---

1. *Y porque los animales*
que carecen de razon
tienen tal estimacion
que saben curar sus males:
y el hombre, que Dios le hizo
à su imagen y semblanza,
ni sabe tener templanza
ni curarse un panarizo.

CHAPITRE IV

L'Age d'Or.
(1500-1665)

Considérations préliminaires.

Notre habitude de diviser l'histoire en siècles est évidemment toute conventionnelle et il ne faut pas s'étonner que l'*âge d'or* de l'Espagne, en dépit de l'opinion courante, ne coïncide pas exactement avec le XVIe siècle : il comprend encore, en réalité, plus de la moitié du siècle suivant. Il dure à peu près depuis le début du règne de Charles-Quint jusqu'à la fin de celui de Philippe IV. Il est vrai que le traité de Vervins (1598) marque le terme des progrès de la puissance espagnole ; déjà à cette date le recul commençait ; mais, comme il arrive d'ordinaire, le prestige moral et esthétique de la nation survécut quelque temps à sa suprématie politique et militaire, et ce n'est que vers 1660 qu'elle céda à la France l'hégémonie de la littérature européenne, dont elle avait dépossédé l'Italie.

Nous n'avons pas à rappeler ici les noms des capitaines, des diplomates, des religieux, des grands écrivains, des poètes, des grands peintres qui illustrent l'Espagne à cette époque. Autant ces noms sont connus, autant sont ignorés ceux des hommes qui représentent alors son développement scientifique et philosophique. Ce n'est pas que l'érudition proprement dite y fût chose rare ; plusieurs Espagnols purent se distinguer à cet égard même en Italie : tel Montes de Oca, qui, après avoir professé avec éclat à Bologne, fut appelé à Rome par Léon X en 1514 et honora par la suite d'autres chaires à Padoue, à Florence et à Pise ; tel encore, entre autres maîtres de la jurisprudence civile et canonique, Juan Ginès Sepulveda ; sans parler de Louis Vivès, qui donna un nouveau lustre à l'université d'Oxford (1). Mais c'est dans l'ordre des sciences

1. Benavides, Serveto, Morcillo, Mariana, Herrera, Navarrete et d'autres enseignèrent avec distinction la médecine en Italie. Il est intéressant de noter que Van Helmont fut, à Louvain, l'élève d'un savant jésuite espagnol Martin del Rio, dont les doctrines exercèrent sur lui une influence considérable. M. Menéndez y Pelayo énumère, dans *la Ciencia española* (t. I, p. 243, en note), les professeurs espagnols qui enseignèrent au XVIe siècle dans les écoles de Paris, Bordeaux, Toulouse, Dilingen, Ingolstadt, Oxford, Cambridge, Louvain, Padoue, Rome, et jusqu'en Pologne, en Lithuanie et en Bohême. Il rappelle que, jusqu'au siècle passé, le profes-fesseur de philosophie au Collège Romain fut toujours un Espagnol.

rationnelles, exactes et expérimentales, que la disparité s'accuse.

Le contraste est d'autant plus frappant que, dans le reste de l'Europe, de grands chercheurs, notamment des médecins, fondent de toute part la science moderne. La France du XVIe siècle a Duret, Sylvius (cet esprit aux larges et curieuses sympathies qui est non seulement l'un de nos premiers anatomistes, mais encore le premier, en date, de nos grammairiens), Fernel, Ambroise Paré. L'Italie surtout, — que tout nous porte à comparer plutôt à l'Espagne, — l'Italie du *Cinquecento* compte la plus étonnante pléiade d'anatomistes : Bérenger de Carpi, Fabrice d'Acquapendente (qui sera le maître de Harvey), Eustache, Aranzi, Varole, Fallope, Cardan, Colombo, Césalpin ; et l'on peut presque encore lui faire honneur du grand Vésale, qui, bien que Flamand de naissance, a passé la plus fructueuse partie de sa vie à Bologne, à Pavie et à Pise. Qu'est-ce que l'Espagne, si analogue en somme par le climat et par la race, oppose à cette extraordinaire lignée de savants ? Laguna, Servet, Vallès, Mercado, Ximeno, Valverde.. Qui ne sent l'inégalité des noms ?

C'est qu'en effet l'Espagne est, en plein, sous le règne de l'Inquisition. L'Italie, centre de la catholicité, n'en est pas moins toujours, par certains bons côtés, demeurée païenne. La pensée y a toujours eu ses démarches plus libres. En Espagne, elle s'est trouvée enfermée dans un cercle de feu. On ne lui a permis de s'exprimer que dans une seule direction, on ne lui a ménagé qu'une seule issue : de là, en particulier, la prodigieuse floraison de la littérature ascétique. C'est ce qui nous paraît justifier assez, quoi qu'en ait dit très éloquemment M. Menéndez y Pelayo, la théorie de la *soupape*, si souvent formulée par les adversaires du régime inquisitorial. Ne lisons-nous pas dans Chinchilla, qui est pourtant très orthodoxe, que l'Inquisition fut un obstacle pour les études anatomiques ; cela par la force des choses, de par la logique du dogme et en dépit de toutes les pragmatiques prétendues libérales ? Il fallait que les chercheurs, pour publier sans danger leurs travaux, s'assurassent la protection d'un haut personnage du clergé, évêque, cardinal, inquisiteur, — sans quoi ils étaient *censurados con prevencion*. Aussi voit-on que la plupart des écrits médicaux du XVIe siècle commencent par l'invocation de quelque saint et se terminent par un salut à la Vierge, comme des sermons. Mais bien plus, ce Vésale même, à qui l'Italie doit tant et qui doit tant à l'Italie, l'Espagne l'a tué. On connaît cette triste histoire : devenu médecin de Philippe II, il comptait pouvoir continuer à Madrid les recherches qui, à Bologne et à Pise, lui avaient valu son immense réputation ; mais ces recherches déplaisaient au Saint-Office. Un beau jour, il fut accusé d'avoir ouvert le corps d'un grand, dont le cœur aurait encore palpité entre ses mains. Ni sa gloire, ni l'ineptie de l'accusation, ni la protection même du roi, ne furent des raisons suffisantes de l'épargner. Il fut condamné à mort. Philippe II obtint enfin que sa peine fût commuée en un pèlerinage à Jérusalem. Tandis qu'il en revenait, se rendant à Venise où le Sénat lui offrait la chaire de Fallope, son vaisseau fit naufrage et il périt à l'île de Zante.

Un pays soumis à ce régime peut être un pays politiquement fort, solidement unifié, *tranquille* à l'intérieur ; une littérature et un art brillants peuvent s'y développer, mais la science est sacrifiée — et si la médecine y est représentée, ce n'est en vérité que parce que la religion n'empêche pas qu'il n'y ait des malades. Ainsi, dans l'ordre de l'astronomie, les Espagnols n'ont su que ce qu'il fallait savoir pour guider les navires chrétiens vers les terres infidèles et, sans cesse préoccupés du ciel mystique, ils ont négligé de regarder le ciel réel.

Loin de nous désintéresser de l'examen des hommes et des œuvres, ces considérations doivent, d'ailleurs, préparer notre curiosité, car il n'y a rien de plus instructif que de voir ce que deviennent, sans la liberté, les entreprises de la raison.

Ce n'est pas que les médecins de l'âge d'or n'aient joui de maintes prérogatives officielles et que le pouvoir central ne leur ait fait les honneurs d'une assez copieuse législation spéciale.

Dans la *Constitutio criminalis Carolina*, donnée à Ratisbonne en 1532, Charles-Quint prit diverses dispositions relatives aux médecins : il régla leur comparution devant les tribunaux dans les cas où leur ministère pouvait y être requis ; il confirma l'interdiction d'exercer la médecine aux prêtres et clercs, à moins que ce ne fût dans des couvents ou des maisons particulières de charité ; il divisa les chirurgiens en deux catégories, créant les *cirujanos latinos*, qui faisaient des études complètes à l'instar des médecins, et, à côté, les *cirujanos romancistas de cincoaños*, qui étaient dispensés d'apprendre, entre autres choses, le latin. Déjà en 1477, les Rois Catholiques avaient autorisé un examen spécial pour permettre à certains praticiens d'éducation sommaire l'exercice de la médecine ou chirurgie dans quelques spécialités, « telles que l'opération de la cataracte, la guérison de la teigne, l'art du pédicure, le traitement des hernies, l'extraction de la pierre ». Ces modestes praticiens obtenaient leur diplôme moyennant un versement de quatre écus d'or.

Philippe II, par sa pragmatique de 1588 (loi VII), étendit les pouvoirs du Protomédicat. En 1593, le Protomédicat se constitua en tribunal régulier, composé de trois médecins de la chambre, de trois auditeurs, d'alcades, d'un assesseur, d'un *fiscal* et d'un certain nombre d'alguazils. Les proto-médecins prêtaient serment devant le Conseil suprême de Castille comme les autres ministres des tribunaux supérieurs : ils donnaient audience trois fois par semaine et tenaient leurs assises au palais même du roi, dans une partie de l'édifice dite *casa del tesoro*. Ces audiences étaient publiques ou secrètes au gré des proto-médecins. Leurs décisions ne souffraient aucun appel, pas même au Conseil suprême de Castille, comme il appert de la pragmatique déjà citée (1).

Par une ordonnance datée du 7 novembre 1617, Philippe III prit soin de limiter les libertés de certains médecins, qui, n'ayant pu, à cause de leur incapacité professionnelle, se constituer une clientèle en province, venaient dans la capitale faire des dupes et des victimes : « Nous ordonnons, dit le roi, que tout nouveau venu subisse obligatoirement un second examen probatoire devant le Protomédicat, sans aucuns droits à payer ; car, de cette façon, les praticiens étrangers à la capitale auront soin d'étudier et il n'y aura pas tant de médecins ignorants : ceux qui ne se présenteraient pas devant le tribunal des proto-médecins seraient frappés d'une amende de trente mille maravédis. » (*Nov. recop.*, t. IV, p. 88, col. 2 [a]).

Au XVIe siècle, plusieurs universités furent créées : nous avons vu que le cardinal Ximenez fonda en 1500 celle d'Alcala; dans la suite, Séville, Santiago, Tolède, Grenade, Lucena, Tortosa, Oñate, Osuna obtinrent la même distinction. L'université de Gandia, dans le royaume de Valence, fut instituée par François Borgia, alors gouverneur de ce royaume. La sollicitude de l'empereur s'étendit au Nouveau-Monde : Lima fut, à partir de 1551, le siège de la première université d'Amérique ; celle de Mexico

1. « *Ninguno de los actos jurisdiccionales del tribunal del Protomedicato permite recurso ni apelacion al Consejo, como no sea el de la limpieza de sangre.* » (*Prag. 1558, ley 7[a]*).

date de 1553. — C'est le moment de la grande gloire de Salamanque et d'Alcala : chacune comptait « sept mille étudiants venus de tous les coins de la Péninsule, d'Italie, d'Allemagne et des Pays-Bas. Les femmes désireuses d'apprendre assistaient aux cours des maîtres. Les imprimeurs faisaient gémir leurs presses nuit et jour et leur nombre surpassait celui de l'époque actuelle » (1). Erasme, en 1527, félicitait Vergara de l'avancement rapide de l'Espagne dans les arts, les lettres et les sciences.

Maints documents nous permettent de nous rendre compte de la manière dont les études de médecine étaient ordonnées dans ces universités. En général, au XVIe siècle, huit chaires étaient affectées à cet enseignement. La première année, l'on commentait devant les élèves le *De natura hominis* d'Hippocrate, les deux livres *De temperamentis* et les trois *De facultatibus naturalibus* de Galien ; la deuxième année était consacrée à l'explication des livres *De morbo et symptomate* de Galien ; la troisième à celle du *De pulsibus* et du *De urinis* (ou du *De differentiis febrium*). Le professeur d'anatomie devait décrire chaque partie du corps, étant tenu, au moins *en principe*, de faire vingt-cinq « anatomies » chaque année à l'Hôpital Général, démonstrations qui étaient préparées par huit étudiants choisis parmi les plus habiles à disséquer. Il y avait aussi un professeur de

---

1. Cl. Rochel. *Les chefs-d'œuvre du théâtre espagnol*, t. I, introd., p. XI.

botanique et l'usage existait déjà des promenades d'herborisation. Le professeur titulaire de la chaire dite « hippocratique » avait pour tâche d'expliquer les Aphorismes, les Pronostics et le livre *De victus ratione* ; le professeur de pratique ou de clinique enseignait l'histoire des maladies avec leurs causes et leurs indications ; le professeur de chirurgie expliquait les livres IV, V, VI, XIII et XIV de Galien.

Le début du XVIIe siècle fut le moment d'une véritable querelle des anciens et des modernes. Beaucoup de médecins se laissèrent séduire par les systèmes de Paracelse, de Van Helmont et de Sylvius, qui commençaient à se répandre en Espagne. Les médecins de la chambre du roi, imitant la conduite de Guy Patin, s'opposèrent à la propagande de ces idées et ramenèrent toute la médecine à Hippocrate. C'est à leur instigation que fut rédigé cet article de la fameuse pragmatique de 1617 qui porte l'empreinte d'un étroit et dommageable esprit de tradition : « Ayant été informé, dit Philippe III, par des personnes instruites et soucieuses du bien public qu'il y a dans nos royaumes disette de bons médecins et que l'on peut craindre même que les personnes royales ne viennent à manquer de leurs services, il nous a paru nécessaire, après avoir consulté à cet égard les Universités principales, d'ordonner que les professeurs des facultés enseignent et commentent la doctrine d'Hippocrate et cessent de perdre leur temps en de vaines et impertinentes questions. A la troisième contravention, le professeur délinquant sera déféré par le recteur de l'Université à notre Conseil, qui lui interdira son enseignement et le déclarera inhabile à remplir aucune autre chaire. »

Il paraît qu'en-dehors des facultés, il y eut pendant tout le XVIe siècle une florissante école libre de médecine au monastère de Guadalupe, en Estramadure. Ce monastère aurait été fondé en 1322. Les premiers cénobites y établirent un hospice pour soigner les pèlerins qui venaient visiter leur sanctuaire de tous les points du royaume. Plus tard, Fray Fernando Yañez perfectionna et agrandit les infirmeries, organisa des salles d'hommes, de femmes, de contagieux, créa un véritable hôpital. Cette importante institution de charité devint peu à peu un établissement d'instruction médicale. Des professeurs s'y installèrent et, à la faveur d'un privilège exceptionnel du pape, des autopsies purent y être pratiquées ; de telle sorte que, selon les termes de Morejon, on peut voir là l'origine non seulement de l'enseignement clinique en Espagne, mais encore des études d'anatomie pathologique. Aussi, pendant longtemps, les rois tirèrent-ils de préférence leurs médecins particuliers de cet établissement, qui offrait de si précieuses garanties : de ce nombre Ceballos, Moreno, le docteur del Aguila, Arceo, Robledo, Sanz et bien d'autres médecins et chirurgiens de renom. — Chinchilla, qui ne perd aucune occasion de contredire son ancien maître Morejon, révoque en doute, à tort ou à raison, l'existence de cette école médicale du monastère de Guadalupe.

Morejon rapporte au XVIe siècle l'origine de plusieurs hôpitaux et la création de maints ordres religieux destinés au traitement et à l'assistance des malades : les frères infirmiers dits Obrégons, les frères de charité de saint Jean-de-Dieu (saint Jean-de-Dieu naquit près d'Evora, en Portugal, en 1495), les frères de charité de saint Hippolyte. — Mais, de toutes les innovations et institutions datant de cette époque, la plus intéressante est celle qui a trait à l'enseignement des sourds-muets. Les érudits espagnols revendiquent en effet pour Fray Pedro Ponce de Leon, moine profès de l'ordre de saint Benoît, qui vivait dans un monastère de Sahagun en Vieille-Castille vers 1530, la priorité d'invention d'une méthode d'éducation pour ces malheureux infirmes. Le célèbre Vallès relate dans son *De sacra philosophia* les merveilles de cette méthode. Ce moine mourut vers 1584. En 1620, l'Aragonais Juan Pablo Bonet publia un ouvrage intitulé *L'Art d'apprendre à parler aux sourds-muets* et, selon certains historiens, ce traité ne serait que la publication des idées du bénédictin Ponce. Ce fut l'un des héritiers de cette méthode, Juan Rodriguez Pereira (1), de Cadix, qui, en 1735, vint à Paris et présenta à Buffon certains de ses élèves. L'abbé de L'Epée ouvrit sa célèbre école

1. C'est de ce Pereira que descend l'importante famille française des Pereire.

publique en 1755, mais, aussi modeste que charitable, il prit toujours soin, ainsi que l'atteste l'abbé Sicard, de rendre aux Espagnols et particulièrement à Bonet tout l'honneur de l'avoir initié aux procédés de cette éducation. Il déclara même avoir dû apprendre à cet effet la langue castillane. — Ajoutons que l'on trouve, dans le *Traité de l'orthographe et des accents des trois langues principales* du Tolédan Alejo Vanegas de Busto et dans la *Silva de varia leccion* du Sévillan Pedro Mejia, la mention d'une méthode, encore inventée en ce xvie siècle espagnol, pour apprendre à lire aux aveugles.

Avant d'en venir à l'étude biographique des grands médecins de l'âge d'or, il convient d'examiner rapidement quel était à cette époque l'état et quels furent les progrès des sciences accessoires de la médecine.

Dans l'ordre de la chimie, à peine pouvons-nous citer, parmi les moins obscurs, les noms d'Alonso Barba, de Caravantes... (Morejon attribue au Barcelonais Pedro Benedicto Mateo, *boticario,* la première pharmacopée légale connue en Europe ; elle fut écrite en 1497 et imprimée par les soins de ses fils seulement en 1521).

Les botanistes sont plus importants. De même que les conquêtes d'Alexandre en Asie au temps d'Aristote avaient étendu beaucoup le domaine de l'histoire naturelle, ainsi la découverte de l'Amérique enrichit tout d'un coup les nomenclatures d'une multitude d'animaux et surtout de plantes nouvelles. Si l'Espagne, qui les connut la première, n'eut ni un Aristote ni un Pline pour élaborer ces matériaux et en faire une grande œuvre, du moins eut-elle pour les recueillir et les rassembler des voyageurs, des observateurs dont les noms ne peuvent être passés sous silence (1). Gonzalo Fernandez de Oviedo, l'auteur du plus ancien ouvrage sur l'histoire naturelle de l'Amérique ; Garcia de Orta, de qui Albert de Haller écrivit : « *Garcia ab Orto primus glaciem fregit et naturam vidit* » ; le P. José de Acosta, à qui son œuvre, très admirée par Alexandre de Humboldt, valut le surnom de « Pline du Nouveau-Monde » ; Nicolas Monardes, qui réunit à Séville un véritable musée des produits naturels de l'Amérique ; Francisco Hernandez, qui dirigea pendant sept ans les travaux de la mission scientifique envoyée en Amérique par Philippe II et en publia à grands frais le compte rendu en quinze in-folio (2) ; tels sont les plus célèbres des voyageurs-naturalistes espagnols du XVIe siècle. A côté d'eux, nous devons citer les commentateurs des anciens : Nebrija, le Pinciano, Paez de

---

1. Les Espagnols, « *che sogliono agrandir le cose loro* (comme dit Tiepolo) *e di ogni cosa maravigliarsi...* », comptent parmi leurs naturalistes une foule de personnages insignifiants. C'est ainsi que Capdevila put remettre à Albert de Haller une liste de onze cent quarante-neuf naturalistes espagnols et portugais. Encore cette liste n'allait-elle que jusqu'à 1770 et les « astrologues » en étaient-ils exclus !

2. Cet ouvrage ne fut guère connu en Europe que par l'abrégé qu'en fit l'Italien Antonio Recchi.

Castro et surtout Andrès Laguna, le traducteur et annotateur de Dioscoride, sur lequel nous aurons à revenir, car il fut l'un des plus grands médecins de l'Espagne. C'est sur son initiative que Philippe II fit établir à Aranjuez, en 1555, le premier jardin botanique qu'on eût vu dans la Péninsule, peu d'années après la création de celui de Pise et avant qu'il n'y en eût à Montpellier ni à Paris. Ce même Laguna nota sur le mode de fécondation des plantes phanérogames quelques idées remarquables qui ont permis de le considérer comme un des précurseurs de Linné (1). — Simon Tovar, Lorenzo Perez (que Sprengel appelle « un émule de Marante »), Francisco Mico furent d'infatigables herborisateurs, des *pourvoyeurs* précieux à qui Clusius et Dalechamps ne durent pas moins de documents que plus tard les Jussieu et Tournefort n'en durent aux Salvador et plus tard encore Linné à Mutis.

Ce sont les voyageurs qui nous intéressent le plus ici, car ce sont eux qui enrichirent la matière médicale d'un grand nombre de végétaux de l'Amérique ou des Indes Orientales, dont quelques espèces ont suffi à renouveler la thérapeutique. Laissons de côté le tabac et le cacao qui n'ont qu'un trop loin-

---

1. En 1520, Gabriel Alfonso de Herrera écrivit son traité *De la Agricultura, crianza y labranza*, où l'on a voulu voir également l'indication, par avance, du système de Linné. Cet ouvrage eut un grand succès, fut traduit en plusieurs langues et eut, durant le seul XVIe siècle, neuf éditions.

tain rapport à notre objet et, sans insister sur les innombrables racines, graines, « fèves », pignons, « laits », résines, ambres, baumes à dénominations plus ou moins barbares que Monardes et les autres naturalistes nous énumèrent, sans même nous arrêter à cette « pierre bézoard » (1) qui jouissait alors d'une vogue aussi prodigieuse que la fameuse thériaque, rappelons en quelques lignes ce que l'on sait sur l'introduction des *bois sudorifiques* et du *quinquina*, les deux grandes nouveautés de la pharmacopée de ce temps.

Ce qu'il y a de particulier dans l'histoire des quatre espèces sudorifiques — gaïac, salsepareille, squine et sassafras —, c'est qu'elles firent pendant quelque temps une concurrence victorieuse au *mercure* et

---

1. Le *bézoard* le plus estimé comme alexipharmaque était une concrétion biliaire extraite du porc-épic. « Il advint que, passant un jour à Clermont-Ferrand, Charles IX rencontra un seigneur arrivé d'Espagne qui lui présenta un bézoard « qu'il affirmoit estre bon contre tous venins et l'estimoit grandement ». Paré, qui était présent, eut la clairvoyance, bien que simple chirurgien, d'en nier l'efficacité. Dans ce doute, le roi, résolu à trancher la difficulté, se fit amener un pauvre diable, cuisinier condamné à la potence pour le vol de deux plats d'argent, et lui offrit sa grâce s'il voulait se prêter à l'expérience. Le malheureux accepta tout ce qu'on voulut et avala d'abord un poison très actif, puis le bézoard. Presque aussitôt il se prit à vomir... En dépit des efforts du chirurgien pour le soulager par l'absorption d'huile, il expira après de cruelles souffrances. Le bézoard était jugé : on le jeta au feu. » (A. Christian, *Etudes sur le Paris d'autrefois. Les médecins, l'Université*, 1904, p. 40).

que l'on put croire un moment que c'était le premier triomphe d'une réaction de la thérapeutique végétale contre la thérapeutique chimique. Nous avons vu que le mercure avait joué un grand rôle à la fin du xve siècle dans le traitement de la « peste vénérienne ». Ce fut là une innovation véritablement propre aux Espagnols. Les Arabes en avaient bien déjà préconisé l'usage, mais seulement dans certains cas d'affections cutanées et surtout comme parasiticide ; quant aux Grecs, ils l'avaient absolument proscrit de leur pharmacopée comme étant purement et simplement une substance vénéneuse. Les premiers succès que l'on obtint par son emploi, lors de la fameuse épidémie de 1494, entraînèrent des abus. Les Rois Catholiques, vu les ravages que causait alors le mal vénérien, avaient permis sur ce point l'exercice de la médecine à toute sorte d'empiriques, aux gens les moins qualifiés. Certains de ces empiriques rendaient service aux malades : ainsi, à Séville, à l'hôpital de San Salvador, un simple tisserand, nommé Gonzalo Diaz, fit nombre de cures au moyen d'un onguent dont il ne révéla point la composition, mais qui contenait vraisemblablement du mercure. D'autres, exagérant les doses, provoquant de parti pris un ptyalisme extraordinaire, empoisonnaient bel et bien leurs malades. Manié imprudemment, le remède devenait pire que le mal. Gaspar Torrella, nous l'avons dit, et Juan Almenar furent des premiers à réagir contre de tels excès. C'est au moment où cette thérapeutique immodérée tombait en discrédit que des voyageurs rapportèrent des pays tropicaux les « bois sudorifiques » et annoncèrent qu'en particulier le *palo santo*, ou gaïac, était le remède par excellence du mal vénérien. Le gaïac paraît avoir été introduit en Espagne dès 1508 par un certain Gonzalo ; Brassabolo le fit connaître en Italie en 1517. La squine fut importée de Goa par les Portugais et dut sa vogue à l'emploi heureux qui en fut fait contre un accès de goutte de Charles-Quint. Monardes nous apprend que le sassafras fut reçu dans la pharmacopée vers 1540. — Ces produits ne tardèrent pas à désillusionner les praticiens. Il fallut en revenir au mercure, confesser ses vertus, donner raison à Rhazis, à Avicenne, à Messué contre Dioscoride, Oribase, Aétius, Paul d'Egine — et reconnaître qu'Arnauld de Villeneuve dans son *Bréviaire pratique* et Pedro Hispano dans son *Trésor des Pauvres* avaient été, à cet égard, bien inspirés par l'arabisme.

La découverte du *quinquina*, qui eut lieu dans la première moitié du XVIIe siècle, fut moins bruyante que celle des bois sudorifiques ; elle eut des conséquences autrement sérieuses et durables. Rappelons-en les circonstances brièvement. En 1638, la comtesse del Chinchon, épouse du vice-roi du Pérou, souffrait d'une fièvre dont rien n'avait pu la guérir. Un Espagnol, le corregidor de la province de Loxa, ayant appris des indigènes les propriétés fébrifuges de l'*arbol de la cascarilla*, conseilla à la comtesse de boire une décoction d'écorce. Elle y consentit, après beaucoup d'hésitations, et recouvra la santé comme par enchantement. Alexandre de Humboldt n'accepte pas cette version ; il a prétendu que les Indiens ne connaissaient aucunement les vertus de la plante et que tout l'honneur de la découverte devait être attribué au médecin de la comtesse, Juan Lopez de Vega. Ce médecin, en 1639, importa en Europe une certaine quantité de cette écorce réduite en poudre, dont il vendit les premières livres, suivant La Condamine, au prix de cent réaux l'une — et qui entra dans le commerce environ dix ans plus tard sous l'impulsion des Jésuites. On la débitait en Espagne sous le nom de « poudre de la comtesse » et en Italie sous celui de « poudre des Jésuites » et aussi de « poudre du cardinal » parce que les Jésuites de Lima en envoyèrent au cardinal Lugo, ancien père de leur Compagnie, qui en accrédita l'usage à Rome. — Pedro Barba, professeur à Valladolid et médecin de la chambre de Philippe IV, est le premier auteur qui ait écrit sur les vertus médicinales du quinquina. Son livre, intitulé *Vera praxis de curatione tertianæ...*, fut imprimé à Séville en 1642, vingt-et-un ans avant la publication du mémoire de Sébastien Badio ou Bados, médecin génois à qui l'on accorde communément la priorité à ce point de vue. C'est Linné qui donna au genre botanique auquel appartient le quinquina le nom de *cinchona* (en souvenir de la comtesse del Chinchon). Au nombre des naturalistes qui ont contribué à fixer les caractères de ce genre, il convient de citer tout d'abord les Espagnols Mutis, Ruiz et Pavon, dont nous rappellerons les noms en traitant du XVIIIᵉ siècle. — En fait, la découverte du quinquina et son introduction dans la matière médicale sont bien dues aux Espagnols, et c'est là une grande conquête scientifique à leur actif.

Je n'ajouterai rien de plus à ces considérations préliminaires, déjà un peu longues. Je vais immédiatement passer à l'étude des médecins eux-mêmes. J'ai essayé de débrouiller le fatras des *Histoires* de Morejon et de Chinchilla et de grouper, selon leurs affinités, en quelques larges catégories, les plus importants d'entre les médecins qu'ils nous présentent pêle-mêle, au hasard, croirait-on, de la mémoire et de la plume, sans même le souci de la chronologie.

CHAPITRE V

L'âge d'or (suite).

Les anatomistes et les précurseurs de Harvey.

Malgré ce que nous avons dit des mesures légales qui, prétendûment, favorisaient la dissection dès le temps des Rois Catholiques et des commodités que pouvait offrir à cet effet le monastère de Guadalupe, il n'en est pas moins vrai, de l'avis des premiers anatomistes espagnols eux-mêmes, de Valverde en particulier, que les progrès de l'anatomie en Espagne au XVIe siècle sont dus surtout à ce que nombre de médecins passèrent avec l'Empereur en Italie et en Allemagne, où régnait plus de liberté pour les recherches cadavériques, et d'autre part à ce que Vésale vint en Espagne. La cruelle aventure dont il y fut victime et que nous avons déjà rappelée, est du reste assez significative. — Il faut donc nous attendre à ce que les découvertes anatomiques faites par les Espagnols ne soient ni nombreuses ni importantes. Leurs traités spéciaux ne sont, en général, que de seconde main et ce qu'ils ont pu avoir à publier d'original a été souvent glissé incidemment dans le cours d'cuvrages d'un ordre tout différent, de théologie par exemple.

A l'égard de la physiologie, le rôle considérable de la *saignée* dans la thérapeutique de ce temps, l'ardeur passionnée des controverses auxquelles donna lieu sa pratique dans les pleurésies, nous expliquent comment l'attention des médecins fut tout particulièrement attirée vers l'étude des vaisseaux et du cœur, et comment il se fait que nous trouvions en Espagne plusieurs des plus remarquables précurseurs de Harvey, depuis Amato Lusitano, qui paraît avoir le premier bien décrit les valvules des veines, jusqu'à Michel Servet, qui découvrit le système de la circulation pulmonaire. C'est ainsi que les *sangradores*, dont on s'est tant moqué et si justement, contribuèrent à faire avancer la physiologie.

Des *sangradores* aux chirurgiens, la transition est naturelle ; et nous verrons que les chirurgiens espagnols de cette époque ne sont pas sans mérite.

C'est donc en Italie, particulièrement à Bologne, qu'allaient s'instruire, au commencement du XVIe siècle, les Espagnols curieux d'anatomie. Tel fut le cas de Rodriguez de Guevara. Cet habile prosecteur, de retour en son pays, sut obtenir l'appui du prince Maximilien, chargé en l'absence de Charles-Quint de la régence du royaume ; et, grâce à son initiative, la première chaire d'anatomie fut fondée à Valladolid vers 1550. Elle est réputée la troisième en date de l'Europe, après celles de Bologne et de Montpellier.

Guevara en fut le premier titulaire et l'on dit que le vieux docteur Bernardino Montaña de Monserrate, septuagénaire et goutteux, se faisait porter en chaise à ses leçons. — Ce Montaña, auteur d'un *Livre d'anatomie*, est surtout connu pour un ouvrage de fantaisie scientifique, ou plutôt de vulgarisation (un peu à la manière de Jean Macé, si je l'ose dire), intitulé *Le Songe du marquis de Mondéjar*, dialogue sur la physiologie, où, au milieu de beaucoup de conceptions et de comparaisons puériles, paraissent quelques clartés, intéressantes pour l'époque, notamment sur la circulation du sang et sur les fonctions du cerveau. — Guevara ni Montaña n'ont fait aucune découverte.

Juan Valverde de Amusco, qui étudia à Padoue sous Realdo Colombo et fut médecin de Paul IV, ne peut non plus être placé au nombre des maîtres originaux de l'anatomie au XVIe siècle. Le plus grand éloge qu'on puisse faire de lui, a-t-on dit justement, est de reconnaître qu'il a montré plus d'ardeur et de courage à inspirer à ses compatriotes le goût des études anatomiques que de capacité et de talents pour faire avancer les diverses parties de cette science. Valverde n'a guère été que le vulgarisateur et le *clarificateur* de l'œuvre de Vésale ; et c'est d'ailleurs ce qu'il avoue lui-même modestement. On doit cependant lui attribuer le mérite de maintes corrections et additions de détail. Il serait le premier, par exemple, à avoir décrit les deux petites apophyses descendantes des vertèbres lombaires et à avoir signalé les synoviales intermusculaires ; il a distingué mieux que ne l'avait fait Vésale les muscles externes de l'œil, etc. Il existe deux éditions de son ouvrage : la plus ancienne et la plus complète est en espagnol ; la plus connue parut à Venise en 1586, sous le titre de *L'Anatomia del corpo umano, composta da Messere Giovanni Valverde, novamente ristampata e con l'aggiunta di alcune tavole ampliata.* L'une et l'autre sont illustrées de fort belles planches dues au graveur espagnol Becerra : « En mérite artistique, dit Chinchilla, elles surpassent de beaucoup celles de Vésale, comme pourra s'en rendre compte quiconque se donnera la peine de les comparer. » (1).

L'école de Valence se distingua bientôt, à côté de celle de Valladolid, par l'enseignement des élèves de Vésale, notamment Ximeno et Collado.

Pedro Ximeno fut successivement élève de Vésale à Padoue et de Sylvius à Paris. Son zèle pour l'anatomie était si grand que, à une certaine époque, se trouvant à Louvain où les dissections étaient interdites, il n'hésita pas, pour se procurer un squelette complet, à aller mutiler nuitamment les cadavres des suppliciés. Il se faisait aider dans ces périlleuses autant que répugnantes expéditions par son ami le célèbre médecin et mathématicien Gemma. Après

---

1. Dès 1540, Luis Vasseo avait publié des planches anatomiques qui passent pour les plus anciennes exécutées en Espagne *(In anatomen corporis humani tabulæ quatuor)*.

de longues années passées à l'étranger, il réintégra l'Espagne et devint, à l'Université d'Alcala, le préparateur de Vallés, qui put, grâce à lui, faire, à l'occasion de ses leçons sur le *De locis patientibus* de Galien, une série de démonstrations d'anatomie pathologique. — Son *Dialogus de re medica...*, publié à Valence en 1549 (et « par où, dit Escolanus, on reconnaît sa maîtrise comme par l'ongle le lion ») est un ouvrage consciencieux, mais sans nouveautés à nos yeux importantes. L'on n'y peut signaler que quelques passages sur les fonctions du cœur et la description de l'osselet de l'oreille moyenne dit *étrier* et qu'il nomme *delta*.

Cet *étrier* importe beaucoup aux apologistes espagnols. Il paraît bien, en effet, que, si ce n'est pas Ximeno qui l'a découvert, c'est un autre Valencien, Luis Collado.

Collado est resté célèbre par son caractère intraitable autant que par ses talents d'anatomiste. La reine Isabelle voulut le nommer son médecin, mais comme Vallés était alors premier médecin de la chambre, il refusa, disant que, « s'il acceptait, le monde verrait cette monstruosité qu'un Vallés eût le pas sur un Collado ». Son orgueil se montra en plus d'une autre circonstance, notamment un jour où, étant appelé à soigner la marquise de Mondéjar, celle-ci lui fit observer que les médecins de Castille mettaient d'habitude le genou en terre pour lui prendre le pouls : Collado la regarda d'un air froid et fier et sortit à l'instant même de l'appartement. Il se refusa à la visiter de nouveau, malgré les instances du roi, qui lui promit en vain un emploi à la cour et le privilège de « cavalier couvert ». — Collado fut, comme Ximeno, un élève de Vésale et l'un des anatomistes les plus sérieux et les plus savants que l'Espagne ait produits. Dans son principal ouvrage, paru à Valence en 1555 (*Galeni liber de ossibus... enarrationibus illustratus*), il attaque vivement Galien (1) et les anatomistes qui s'en rapportent aveuglément à son autorité ; sur tout il défend son maître Vésale contre les imputations de Sylvius. L'ouvrage ne manque pas de substance ni, par endroits, de verve; mais en somme l'on n'y trouve mention d'aucune découverte personnelle, si ce n'est donc celle de l'*étrier*. (Son maître Vésale avait déjà découvert l'enclume et le marteau). « *Aliud os reperi*, dit-il, *cui, quod simile esset equitandi instrumento quo pedes firmantur, stapedem nomen imposui.* »

Notons qu'il n'y a pas que Pedro Ximeno pour qui l'on puisse revendiquer contre lui la priorité de cette menue découverte : Ingrassias, Eustache, Colombo ont des droits que les Italiens font valoir. Seulement les Italiens y mettent peut-être moins d'obstination parce qu'ils n'en sont pas, sous ce rapport, à une ou deux découvertes près. Les Espa-

1. Dans son *Isagoge*, il défend, comme médecin, Galien qu'il avait attaqué comme anatomiste et il se pose en adversaire du Piémontais Giovanni d'Argenterio.

gnols n'ont point l'embarras du choix. Si on leur ôte l'*étrier*, en effet, que leur reste-t-il pour ce XVIe siècle ? Peu de chose : *la valvule iléo-cæcale.* Encore Andrés Laguna n'a-t-il le mérite que de l'avoir le premier bien décrite (c'est Achillini qui l'a le premier signalée). Et encore est-ce à Paris, et comme professeur de l'Université de Paris, que Laguna a fait et publié cette demi-découverte. Tant il est vrai que l'atmosphère d'Espagne était, à cette époque, défavorable aux progrès des sciences !

Nous avons déjà rencontré Laguna. Nous le rencontrerons encore. C'est un des trois ou quatre personnages les plus considérables de l'histoire de la médecine espagnole. Né à Ségovie en 1499, il y revint mourir en 1560, après une vie remplie de voyages, de travaux et d'honneurs. Instruit à Salamanque, il professa tour à tour à Paris, à Alcala, à Tolède, à Bologne. Attaché au service de Charles-Quint qu'il suivit en Allemagne et en Italie, puis des papes Paul III et Jules II, enfin de Philippe II, il fut chargé de plusieurs missions d'ordre politique ou religieux, qui lui donnèrent en Europe une grande autorité. Commentateur de Dioscoride, il se révéla, comme nous l'avons dit, naturaliste consciencieux, savant et sagace ; commentateur de Galien, dont il savait, disait-il, par cœur tous les ouvrages, il rectifia un grand nombre de passages mal compris par Jules Paul, Silvianus, Léonicène, Nicolas Regio et tant d'autres qui, selon ses énergiques expressions, « dévorèrent, avides de gloire, les œuvres de Galien, comme feraient des enfants affamés, et puis, ne pouvant les digérer, les vomirent à moitié crues » ; anatomiste (1), il donna donc la première bonne description de la valvule iléo-cæcale ; chirurgien (2), il publia un procédé nouveau pour l'extirpation des végétations du col de la vessie ; humaniste, il traduisit et adapta en latin deux dialogues de Lucien, *Tragopodagra* et *Ocypus* ; politicien et diplomate, enfin, il prononça, le 22 janvier 1545, en séance solennelle de l'Académie de Cologne et au milieu du plus imposant et du plus étrange cérémonial, son fameux discours en faveur de la paix européenne, intitulé Εὐρώπη ἑαυτὴν τιμωρούμενη, *hoc est misere se discrucians suamque calamitatem deplorans*. Telles furent, résumées en quelques lignes, la vie et l'œuvre d'Andrès Laguna. Un petit détail fera peut-être plus pour l'immortalité de son nom que sa découverte de la valvule iléo-cæcale et que son discours de Cologne, c'est que Don Quichotte le nomme quelque part (3). Tant que le chef-d'œuvre de Cervantes aura des lecteurs et des commentateurs, on répètera donc que Laguna était un grand médecin de ce temps-là.

---

1. *Anatomica methodus, seu de sectione corporis humani contemplatio...* Paris, 1535.

2. *Methodus cognoscendi extirpandique nascentes in vesicæ collo carunculas*, Venise, 1548.

3. « Avec tout cela, repartit Don Quichotte, j'aimerais mieux, à l'heure qu'il est, un quartier de pain, fût-ce du plus grossier, et deux têtes de hareng, que toutes les plantes que décrit Dioscoride, même commenté par le fameux docteur Laguna. » (Première partie, chap. XVIII).

Sprengel le cite (1). Il dit de lui « qu'il écrivit en un style métaphorique des plus bizarres une œuvre d'anatomie qui contenait un certain nombre d'observations nouvelles ». Laguna laissait toujours paraître, en effet, dans ses écrits, même les plus spéciaux et les plus techniques, des intentions politiques ou morales. Qu'on en juge : après avoir, par exemple, décrit le frein de la langue et celui de la verge, il ajoute : « La Nature a enseigné à l'homme par là que ces deux parties sont les seules dont l'abus soit une cause de perdition, et c'est pourquoi elle les a seules pourvues d'un frein, qui rappelât qu'il se faut contenir dans les propos et dans les plaisirs. » Au demeurant, Sprengel rend cette justice à Laguna, que son opinion sur la manière dont le sang passe du ventricule droit au gauche était la plus conforme à la saine physiologie et préférable à celles de Bérenger de Carpi et même de Vésale ; il admet également que ses connaissances excédaient celles d'Achillini et que la description que fit Fallope de la valvule iléo-cæcale et de ses usages lui est empruntée.

Luis Lobera de Avila, que nous retrouverons comme médecin, et Andrès de Leon méritent encore d'être cités parmi les anatomistes, bien qu'ils n'aient rien enseigné d'original. Ajoutons à leurs noms ceux de Juan Arfe y Villafañe et de Juan Valero Tabar. L'un fut un ciseleur léonais qui écrivit, au XVIe siècle,

---

1. *Hist. de la méd.*, t. IV, p. 4 (édit. Jourdain).

le premier ouvrage d'*anatomie artistique*, où il traite « de la proportion et mesure particulière des membres du corps humain, avec leurs os et muscles, et de la perspective et du raccourci de ses parties ». Tabar, médecin aragonais, paraît avoir été, à sa façon, un fort ingénieux devancier à la fois de Ruysch et de Vaucanson : il sut fabriquer des *écorchés* automates. « Ces sortes de mannequins étaient *en soie* et, grâce à la souplesse, à la consistance et aux colorations variées de cette matière, Tabar donnait à ses œuvres toute la perfection qu'il est possible d'imaginer. Peau, muscles, membranes, nerfs, os, glandes, en un mot tous et chacun des divers systèmes et tissus du corps humain étaient admirablement représentés avec leur aspect, leur consistance et leurs nuances respectives. Et ce qu'il y avait de plus singulier dans ces merveilleuses statues, c'est qu'elles étaient en outre douées du mouvement des muscles, grâce à un artifice qui les rendait comme animées aux yeux des spectateurs et les faisait comparer à ces statues fabuleuses dont parlent les poètes de l'antiquité. » (1) Le roi Philippe II, plein d'admiration pour ces automates, élut Tabar médecin de sa chambre. Mais sa mort étant brusquement survenue, son invention périt avec lui, sans qu'il en ait même été fait mention par personne autre que par son confrère Lazaro de Soto (2). Ce dernier nous apprend à quelle

1. Hernandez Morejon. *Décades médico-chirurgicales*, 1821.

2. *De comment. in Hippocr. libros*, Madrid, 1594. — *Testis*

fin Tabar avait surtout entrepris de construire ces corps fictifs : *maxima cum ratione volens fœtorem atque horrorem, qui ex dissectione cadaverum contrahitur et nostris sensibus sese offert, quem nos naturaliter aversamur et fugimus, vitare...* L'expression d'un tel souci, d'une telle délicatesse, qui n'étaient certes point le fait d'un Vésale, contribue à nous faire comprendre que l'anatomie purement descriptive ait fait si peu de progrès en Espagne.

Heureusement, il n'en a pas été tout à fait de même de l'anatomie appliquée et, ainsi que nous l'allons voir, la pratique journalière de la saignée a déterminé peu à peu une connaissance assez approfondie de la structure et des fonctions de l'appareil cardio-vasculaire.

L'usage de la saignée existait dès longtemps en Espagne. L'on sait qu'Arnauld de Villeneuve en était fort partisan. Peu à peu, les médecins en vinrent à de grands excès, et ces excès mêmes parurent aux étrangers la vraie caractéristique de la médecine espagnole. Botal, médecin de Catherine de Médicis, qui saignait *usque ad animi deliquium*, prétendant que « plus on tire d'eau d'une citerne, plus elle vient pure », fut à cet égard, au dire de Chinchilla, le disciple et l'imitateur des Espagnols. « La lancette, selon le mot de Tourtelles, fit plus de morts que n'en

---

unus, testis nullus, dit Chinchilla, qui contredit toujours volontiers Morejon, même aux dépens de la gloire de la médecine espagnole.

avait jamais faits la lance. » Certains s'indignèrent. Parmi les Espagnols mêmes, le médecin Bernardo Cajanes, de Barcelone, protesta énergiquement, plus de cent trente ans avant Boërhaave, contre ces abus. Son mémoire (1) est un pamphlet très vif dirigé surtout contre l'école de Valence, nommément contre Geronimo Polo, dont il avait été l'élève. Beaucoup de gens, surtout parmi les profanes, prirent contre les « saigneurs » l'arme du rire, et plusieurs de ces rieurs sont illustres.

« Il semble qu'en tout temps, nous dit Renan (2), la médecine ait eu le privilège d'ameuter contre elle les humanistes et une certaine classe d'esprits honnêtes. » Après Pétrarque, qui avait fait avec une verve si cruelle le procès des praticiens de son temps et qui avait ouvert la série des grands détracteurs de la médecine, Cervantes et Quevedo préparèrent des modèles à Molière et à Lesage. « Montés sur leurs mules à schabraques, vêtus de noir, comme s'ils portaient le deuil de tous ceux qu'ils ont tués, la main dégantée pour laisser voir une bague « dont la pierre fait songer à celle du sépulcre », les docteurs Matatias, Venenos, Peralvillo, noms prophétiques, passent et repassent — dans l'Enfer de Quevedo — parmi la foule des ombres, salués chaque fois par un

1. *Adversus Valentinos et quosdam alios nostri temporis medicos, de ratione mittendi sanguinem in febribus putridis, libri III.* Barcelone, 1592.
2. *Averroës et l'averroïsme*, p. 331.

feu roulant de calembours, mais bien accueillis par les diables, dont ils sont les pourvoyeurs ordinaires. » (1). Ecoutez la dernière raillerie ; elle est encore d'un Espagnol, presque un contemporain, et des plus patriotes : « Le rôle de Sénèque a été immense chez nous, dit-il... Son influence s'est étendue même à des branches de la science auxquelles il n'avait certes jamais songé. Ainsi, rien que pour avoir eu l'admirable idée de quitter cette vie par le moyen doux et paisible d'une perte de sang indéfinie, il a pris rang parmi les inspirateurs de nos médecins au même titre qu'Hippocrate et Galien. L'Espagne seule surpasse toutes les autres nations réunies pour le nombre et l'excellence de ses *sangradores*. Le suprême docteur allemand est le docteur Faust ; le suprême docteur espagnol est le docteur Sangrado, sans préjudice des mérites de son fameux rival et confrère le docteur Pedro Recio de Tirteafuera (2). Et jamais dans l'histoire de l'humanité on n'a donné un exemple si beau de stoïcisme persévérant que celui que nous offre l'interminable phalange de ces intrépides ouvreurs de veines qui, pendant des siècles et des siècles, se sont chargés d'alléger l'appareil circulatoire des Espagnols, envoyant à la fosse, il est vrai, nombre d'entre eux,

---

1. *Essai sur la vie et les œuvres de Francisco Quevedo*, par E. Mérimée ; p. 197.

2. Le lecteur se rappelle que le docteur Sangrado figure dans l'histoire de *Gil Blas* et le docteur Tirteafuera dans la seconde partie du *Don Quichotte*.

mais purgeant les autres de leurs âcretés et superfluités sanguines afin qu'ils pussent vivre dans un calme et une paix relatifs. Et qui sait si la découverte de la circulation du sang par Servet, — laquelle, en définitive, est la seule contribution notable que les Espagnols aient apportée à la science pratique des hommes, — qui sait s'il n'en faut point encore faire remonter l'origine à Sénèque et à la foule de ses disciples ? » (1).

Toujours est-il qu'il y a une relation évidente entre la pratique de la saignée et les premières recherches sur les mouvements du sang. L'histoire de la saignée dans les pleurésies est la préface obligatoire de l'histoire de la découverte de la circulation du sang.

On sait qu'Hippocrate, Galien et Celse étaient partisans de la saignée faite du même côté que la pleurésie, tandis qu'Arétée, Aétius, Célius Aurélien et Oribase voulaient qu'elle fût faite du côté opposé. Du VIIIe au XVIe siècle, tous les médecins, conformément aux idées accréditées par les Arabes, saignaient au bras droit quand la pleurésie siégeait à gauche. Mais, au commencement du XVIe siècle, les médecins, consultant directement les œuvres d'Hippocrate et de Galien, ensevelies jusque-là dans l'oubli, changèrent de méthode et n'admirent plus l'opinion des auteurs arabes qu'autant qu'elle coïncidait avec celle des maîtres de Cos et de Pergame. Ce fut

1. Angel Ganivet, *Idearium español*, p. 7-8.

Pierre Brissot, docteur en médecine de Paris, qui osa le premier s'opposer publiquement, au nom de Galien, à une pratique reçue de tous. Cette idée lui valut des succès en France et nombre de médecins se déterminèrent alors à l'adopter. Peu après, Brissot passa en Portugal et s'établit, en 1518, à Evora (où il se lia d'amitié avec le célèbre Lucens, qui publia son apologie en 1525). La controverse qu'il fit naître eut un retentissement énorme. En Italie, au sujet de cette bruyante dissidence, le pape Clément VII présida lui-même, à Bologne, une grande consultation de médecins, parmi lesquels se trouvait l'Espagnol Lobera de Avila : la majorité décida qu'au début de la maladie il convenait de pratiquer la saignée dans une région saine et éloignée, mais que, lorsque la maladie est fort avancée, il faut saigner près de son siège, et là même si c'est possible. Dans la Péninsule, les idées de Brissot ne firent pas moins de progrès : Nicolas Monardes se rallia à l'opinion du « concile » de Bologne ; il distingua toutefois soigneusement les cas où la saignée devait causer une révulsion selon la longueur du corps ou selon sa largeur. De sorte que, par exemple, si la pleurésie lui paraissait entretenue par la suppression du flux menstruel, il saignait à la veine saphène, pour déterminer la révulsion selon la longueur ; lorsqu'il y avait une grande pléthore sanguine, il saignait à la basilique du côté opposé dans le but de provoquer cette révulsion selon la largeur. Enfin, quand il n'y avait point pléthore et que les forces étaient très bas, les humeurs altérées, il saignait le côté malade parce que, pensait-il, les parties affaiblies n'attirent pas les humeurs et qu'on ne pouvait, par conséquent, craindre aucun inconvénient de la révulsion pratiquée directement sur le côté malade.

Le proto-médecin du royaume de Portugal avait interdit à Brissot toute propagande, mais sa doctrine comptait déjà de nombreux adeptes. La cause fut soumise à l'Ecole de Salamanque, qui décida que nul médecin ne devrait saigner du même côté que le mal. Cette autorité ne fit point foi pour tous. Enfin, sollicité de trancher souverainement la question, il paraîtrait (1) que Charles-Quint, empereur des Romains et roi des Espagnes, ordonna par décret public la proscription de la doctrine de Pierre Brissot.

Cette mémorable querelle de la saignée, qui nécessita donc l'intervention d'un pape et d'un empereur et qui opposa les noms de Brissot, de Luigi Pariezza, de César Optatus, de Nicolas Monardes, de Gonthier d'Andernach, de Victor Trincavelli, de Léonard Jusch, de Thadée Dunus, prit un aspect nouveau lorsque Vésale fit connaître une découverte qui devait intéresser au plus haut point les médecins, étant donnée l'idée que l'on se formait alors du mouvement du sang dans les veines. Vésale fit voir que la veine azygos, qui naît des muscles intercostaux et de la plèvre, se termine dans la veine cave, ou, pour se

1. Cette intervention de l'Empereur n'est signalée que par Van Swieten, dans ses *Commentaires à Boërhaave* (§ 890).

servir des expressions du temps, part de cette dernière et se dirige vers la plèvre ; par conséquent il admit que, lorsque la membrane du poumon était affectée, le chemin le plus court pour évacuer le sang était d'ouvrir la veine axillaire droite, parce que celle-ci naît de la veine cave à peu de distance de l'azygos. Nombre de ses contemporains adoptèrent cette opinion et Thadée Dunus, notamment, la défendit pour cette raison que la veine axillaire droite se dirige directement vers la veine cave et, par conséquent, se trouve la plus proche du tronc commun des vaisseaux veineux. Mais, si la douleur pleurétique s'est fixée entre la troisième et la quatrième côtes, on ne doit pas, suivant lui, ouvrir la veine axillaire droite parce que l'azygos n'envoie pas de branches dans cette région et que les interstices des côtes supérieures reçoivent directement leurs veines de la sous-clavière.

En 1547, Juan Rodriguez de Castello-Branco (plus connu sous le nom d'Amato Lusitano) fit à son tour une découverte qui, bien comprise, eût révolutionné les idées. Déjà Jean-Baptiste Canani avait attaché quelque attention aux valvules qui garnissent l'orifice de la veine azygos ; cette année-là, Amato confirma et précisa son observation par l'ouverture de douze cadavres. Toutefois, il ne sut pas tirer parti de cette notion nouvelle, qui aurait dû lui faire apercevoir le véritable usage des veines et le phénomène de la circulation. Il ne soupçonna point que ces valvules favorisaient l'arrivée du sang de l'azygos dans la veine cave, empêchant qu'il ne coulât en sens inverse. Comme il avait adopté l'opinion que le sang suivait un cours centrifuge dans les veines, il interpréta le rôle des valvules exactement à contre-sens ; il prétendit même avoir démontré par des expériences concluantes qu'il est impossible d'introduire de l'eau par l'azygos dans la veine cave, — donnant ainsi la mesure des erreurs grossières auxquelles on peut être conduit, même dans le domaine de l'expérimentation, par une idée préconçue. Ce qu'il y avait d'important, de capital dans ses constatations ne fut saisi par personne. Vésale lui-même nia l'existence des valvules ; Fallope et Dunus la nièrent également, et *trente ans après* Fabrice d'Acquapendente put, à assez juste titre, s'attribuer tout l'honneur de cette découverte.

La méconnaissance des valvules et la croyance, accréditée par Galien, que la cloison interventriculaire était poreuse et laissait passer le sang, telles furent les deux principales causes qui retardèrent l'intelligence de la circulation. A l'égard de cette assertion de Galien, Bérenger de Carpi en avait déjà reconnu l'inexactitude : il trouva la cloison si solide et les porosités de Galien si imperceptibles qu'il déclara positivement impossible que le passage du sang se fît d'une cavité à l'autre à travers cette paroi. Il devenait dès lors indispensable de considérer les veines caves comme des vaisseaux efférents, et c'est pourquoi Vésale insista si énergiquement lui aussi sur l'imperméabilité de ladite cloison. En effet, supposé que la veine cave naquît du foie et conduisît le sang au cœur, l'aorte, qui, outre l'esprit vital, contient aussi du sang, ne le pouvait recevoir que de deux façons : ou bien par les veines pulmonaires après avoir parcouru le poumon (dont le système de circulation propre n'était pas encore connu), ou bien par l'infiltration du fluide à travers la cloison des ventricules.

Laguna se rendit bien compte de la difficulté ; il prétendit la résoudre en admettant éclectiquement que la cloison était perforée, qu'une partie du sang passait ainsi directement du ventricule droit au gauche et que le reste pénétrait dans l'artère pulmonaire pour aller nourrir le poumon. Cependant, depuis assez longtemps, dès 1531, avait paru à Bâle le traité *De Trinitatis erroribus* de Michel Servet, médecin et théologien aragonais. Dans ce livre plusieurs idées justes et nouvelles sur l'anatomie et la médecine se trouvaient mêlées à l'exposé de théories antitrinitaires, inspirées, semble-t-il, comme celles de Giordano Bruno, par le panthéisme d'Avicébron et de Maimonide combiné à certaines réminiscences néo-platoniciennes. La biographie de l'auteur, notamment l'histoire de son procès dirigé par Calvin (1) et de sa mort sur le bûcher à Genève en

1. Crime de l'Inquisition protestante, comme la mort de Vésale avait été celui de l'Inquisition catholique ; — preuve trop éloquente que, quelle que fût la confession des autorités religieuses, il était bien difficile alors de penser en paix !

1553, sont trop connues pour que je croie utile de m'y attarder dans ce travail. « Michel Servet, dit Sprengel (1), soutint aussi que la cloison du cœur était absolument étanche ; et pour établir la circulation pulmonaire, dont les premiers aperçus se trouvent chez lui, il admit que l'esprit vital des artères pénétrait dans les veines par le moyen des anastomoses qui unissent ces deux espèces de vaisseaux, car il n'y a pas une seule partie de notre corps, pour minime qu'elle soit, dans laquelle n'existe un enlacement et une complexion intime d'une veine avec l'artère qui lui correspond. Le sang, suivant lui, ne peut passer de l'oreillette droite à la gauche parce que la cloison est entièrement fermée et impénétrable. Il faut donc qu'en traversant les poumons, il se charge de l'esprit vital contenu dans l'air atmosphérique et revienne ensuite au cœur. Servet, en observant que l'artère pulmonaire est extrêmement volumineuse en proportion des veines pulmonaires et que toujours elle est accompagnée de celles-ci, en inféra que l'artère pulmonaire ne servait pas uniquement à assurer la nutrition du poumon. » Voici, du reste, le passage essentiel du livre de Servet : « *Fit autem communicatio hæc non per parietem cordis medium, ut vulgo creditur ; sed magno artificio a dextro cordis ventriculo, longo per pulmones ductus, agitatur sanguis subtilis, a pulmonibus præparatur, flavus efficitur et a vena arteriosa in arteriam venosam transfunditur :*

1. *Hist. de la méd.*, t. IV, p. 33.

deinde in ipsa arteria venosa inspirato aeri miscetur, et expiratione a fuligine expurgatur. Atque ita tandem a sinistro cordis ventriculo totum mixtum per diastolem attrahitur, apta supellex, ut fiat spiritus vitalis. Quod ita per pulmones fiat communicatio et præparatio, docet conjunctio varia et communicatio venæ arteriosæ cum arteria venosa in pulmonibus. » (1).

Six ans après la publication de l'œuvre de Servet, Realdo Colombo décrivit la petite circulation comme s'il se fût agi d'une découverte qui lui appartînt en propre. Malgré ce qu'il y a de déplaisant dans son emphase, il faut lui reconnaître le mérite d'avoir été plus clair et plus explicite que Servet. Un peu plus tard, André Césalpin, d'Arezzo, médecin du pape, devait faire faire de très grands progrès à cette question de la circulation pulmonaire et, en même temps, ébaucher la théorie de la circulation générale, sur laquelle il aurait eu une vue tout à fait nette s'il avait tenu compte de l'existence des valvules. — Chinchilla fait observer, non sans raison, que les passages du *De plantis* (1583) de Césalpin cités par Sprengel ne sont guère plus significatifs que ceux de plusieurs auteurs espagnols et nommément de Bernardino Montaña de Monserrate (1551), qui écrivait trente-deux ans avant l'anatomiste d'Arezzo.

---

1. Extrait de la 5e partie du *De Trinitatis erroribus*, et cité par Wotton et Douglas (in *Bibliograph. Anatom. Specim.*, p. 140).

Bien que Montaña crût à l'existence de pertuis invisibles dans la cloison interventriculaire, il a eu le très grand mérite de faire expressément la distinction entre le sang artériel et le sang veineux ; il a entrevu et expliqué en partie le jeu des valvules sigmoïdes ; il a clairement indiqué le rôle des oreillettes, qu'il paraît avoir étudié sur des animaux vivisé-qués ; il a signalé le mouvement d'expansion des artères qui suit toute contraction du cœur et *vice versa*. Bref, il a eu sur la révolution cardiaque et ses effets circulatoires des idées sinon exactes, du moins assez curieusement approchées de la vérité ; et il avait si bien conçu la dualité du système vasculaire que sur deux planches distinctes de son ouvrage il a figuré, respectivement, l'origine et le trajet des veines principales et l'origine et le trajet des artères principales du corps. Ximeno, avant lui (1549), avait vu également la relation du pouls et de la contraction ventriculaire et indiqué la raison d'être des sigmoïdes. Rappelons enfin, pour être à peu près complet, parmi les autres précurseurs espagnols de Harvey, les noms de Lobera de Avila (1542), de Sanchez Valdès de La Plata (*Hist. general del Hombre*, 1545-1550, lib. II, cap. LXIV, fol. 116), de Juan Calvo (1596) et surtout du vétérinaire Francisco La Reina. Ce dernier a très nettement exprimé le fait de la circulation du sang dans son *Tratado de Albeiteria* (Burgos, 1552) ; pour lui, les veines superficielles conduisent le sang du haut en bas des membres du cheval jusqu'aux sabots ; là elles se déversent dans les vaisseaux plus volumineux de la partie interne du membre, qui ramènent le sang au cœur ; en sorte, dit-il, que le sang chemine « en tour et en roue » par tous les membres du corps (1). Quelques inexactitudes que l'on puisse relever dans le détail topographique de son explication, le principe de la *circulation* n'en est pas moins énoncé ; le mot même est dit.

L'on voit suffisamment par cet ensemble de données que, si les Espagnols n'ont pas fait faire de progrès notables à l'anatomie, il serait injuste de ne pas leur accorder du moins une certaine place dans l'histoire de la physiologie.

---

1 « *... por manera que la sangre anda en torno y rueda por todos los miembros...* » (*Trat. de Albeiteria*, Burgos, 1552 ; feuillet 56 de la 2me édition).

CHAPITRE VI

L'Age d'Or (Suite).

Les Chirurgiens.

Les principaux chirurgiens de la grande époque espagnole sont : Juan Fragoso, Francisco Arceo, Andrès Alcazar, Francisco Diaz, Juan Calvo, Bartolomé Hidalgo de Agüero, Dionisio Daza Chacon, Pedro Lopez de Leon. Ces huit noms sont réellement dignes d'être retenus. Je viens de les énumérer dans l'ordre de publication de leurs ouvrages les plus importants. Nous sommes loin d'avoir des renseignements biographiques certains et précis à propos de chacun d'eux.

Juan Fragoso, né à Tolède, fut chirurgien de la chambre de Philippe II. Il a publié : *Erotemas quirurgicos...* (1570), *De los medicamentos compuestos* (1575), *Cirugia universal* (1601). Il s'occupa utilement de médecine légale. Nous citerons plus loin un fragment intéressant d'un de ses ouvrages. Dans un mémoire imprimé en 1584, il critiqua vivement, comme nous aurons occasion de le redire, les idées d'Hidalgo de Agüero sur la cure des blessures par première intention. Traitant de la mortalité insidieuse et tardive des blessures à la tête, il donne raison à Paré, qui prétendait qu'il fallait attendre cent jours avant de déclarer le blessé hors de danger. « Cette opinion, dit-il, se confirma à Madrid, alors que l'empereur Charles-Quint y tenait sa cour : le commandeur Solis mourut quelque cent jours après avoir reçu une blessure à la tête de Don Garcia de Carvajar, qui paya du reste sa vie de la sienne ». Il conseille de ne pas oublier à cet égard les judicieux conseils rimés que donna à son fils le célèbre Diego del Cobo :

No asegures à ningun plagado,
pues no sabes lo que tiene Dios y natura juzgado:
y aun cuando las llagas te parezcan ligeras,
no las juzgues como si fueran guarideras.
Acuerda que son tres los operantes,
Dios por si solo, y natura y arte mediantes.

Francisco Arceo naquit vers 1493 au bourg de Fresno ou Frexenal. Il étudia la médecine et la chirurgie à Alcala-de-Hénarès, où il eut pour condisciple son concitoyen l'illustre Arias Montano, qui s'exerçait à la chirurgie, comme nous dirions aujourd'hui, en amateur. Ses études terminées, il fut nommé médecin et chirurgien du couvent de Guadalupe, d'où il passa à la ville de Llerena, comme « médecin titulaire ». Sa réputation y devint si grande que de toutes les parties de l'Espagne, et même, dit-on, de France et d'Angleterre, les malades venaient se confier à son habileté. Arias Montano alla prêcher un carême à Llerena tout exprès pour avoir l'occasion de voir opérer son ancien condisciple. L'amitié de jeunesse qui unissait ces deux hommes éminents ne se démentit jamais. Une lettre de Montano, datée du 22 avril 1575, nous apprend qu'à cette époque Arceo, octogénaire, « opérait encore avec autant de sûreté que s'il eût eu seulement quarante ans. » Le grand théologien devait se faire l'éditeur de son ami ; il fit imprimer à ses frais, en 1576, l'important traité *De recta vulnerum curandorum ratione*, où Arceo avait consigné dès 1560 les résultats de son expérience. Chirurgien de premier ordre et digne sans doute d'être compté parmi les plus habiles de l'Europe au XVIe siècle, Arceo paraît n'avoir été qu'un médecin médiocre et arriéré ; il prétendait guérir les fièvres tierces en vingt jours par la décoction de salsepareille rouge.

Andrès Alcazar, né à Guadalajara, a laissé un traité de chirurgie imprimé en 1575 sous ce titre *Chirurgicæ facultatis libri sex*. Nous indiquerons plus loin le rôle qu'il joua dans l'histoire de l'opération du trépan. Albert de Haller, Astruc et Portal le mentionnent.

Francisco Diaz étudia la philosophie et la médecine à Alcala et prit, en l'une et l'autre facultés, le grade de docteur. De là, il passa à Valence, où il suivit les cours de Collado et de Ximeno, ce dont il s'est flatté plus tard. Médecin et surtout chirurgien éminent, il fut attaché à la chambre de Philippe II ; il fut l'objet de l'éloge public des premiers littérateurs et poètes de son temps, entre autres de Lope de Vega et de Cervantes. On a de lui un *Compendio de Cirugia* (1575), où nous trouvons plus d'un renseignement intéressant (1), et un *Tratado de todas las enfermedades de los riñones, vejiga*, etc. (1588) ; ce dernier traité contient d'importantes indications sur l'opération de la taille : « Si cet ouvrage eût été mieux connu, dit Chinchilla, sûrement ni les Ducamp ni les Lallemand n'auraient acquis tant de célébrité par les méthodes et les instruments qu'ils inventèrent pour extirper ou cautériser les excroissances et fongosités de l'urètre. »

Juan Calvo, Aragonais, fit ses études à Saragosse et passa ensuite à Valence, où il se livra à l'exercice et à l'enseignement de la chirurgie. Son traité de *Cirugia universal y particular del cuerpo humano* (1580) est un peu encombré de citations des anciens, mais les points de vue originaux n'y manquent pas et nous avons indiqué déjà qu'il s'y trouve un passage intéressant sur la circulation du sang.

Bartolomé Hidalgo de Agüero (1530-1597) naquit

---

1. Notons son diagnostic des variétés d'herpès par la *gustation* : il les distingue en mucilagineux, gypseux, nitreux, corrosif, doux, salé et aigre. L'odorat et le *goût* jouaient un grand rôle dans la clinique de cette époque. L'on y avait si peu de délicatesse que l'urine et l'excrément humains entraient dans la thérapeutique courante ; nous en voyons encore approuver l'usage par le chimiste français Lémery au XVIIIe siècle !

à Séville, où il étudia la chirurgie sous la direction des docteurs Juan de Cuevas et Alfonso Lacuadra. Il devint l'un des plus grands chirurgiens de l'Espagne. Son habileté était proverbiale ; les ruffians qui en venaient au couteau avaient coutume de dire : « *En Dios me encomiendo y en manos de Agüero !* » (Je me recommande à Dieu et aux mains d'Agüero). Sa réputation s'accrut de celle de ses disciples, tels le fameux Lopez de Leon. Les poètes ne manquèrent point de le chanter. — Le grand mérite scientifique d'Agüero est d'avoir inauguré en Espagne, comme le fit en France Ambroise Paré, l'usage de réunir immédiatement les plaies pour les guérir *par première intention;* alors qu'auparavant on les traitait par les onguents, les baumes, etc., et qu'on les laissait ou les faisait longuement suppurer. Agüero semble n'avoir rien dû, dans cette initiative, à Paré : les deux praticiens établirent cette réforme indépendamment. Agüero se réclamait seulement de Galien, qu'il connaissait très bien, et comme médecin et comme érudit, et il avait tiré profit du conseil donné par ce maître ancien « de traiter les blessures par les moyens desséchants et non par les humides ». Ce qui l'avait déterminé à appliquer cette méthode, c'était la vue des funestes résultats obtenus par son maître Cuevas à l'hôpital de la Charité, où, sur trente blessés soignés par la méthode humectante et suppurative, il en mourait vingt-quatre. L'innovation du chirurgien sévillan ne fut pas sans lui attirer les attaques les plus vives de beaucoup de ses confrères, et en particulier de Fragoso, alors chirurgien du roi. Entre eux s'éleva l'un des plus intéressants débats médicaux du XVIe siècle ; à la fin, Agüero triompha. — On a de lui un certain nombre d'écrits sur la chirurgie, technique et historique, et sur l'anatomie. Il a été, lui aussi, dans une certaine mesure, un précurseur de Harvey et l'on trouve, dans son chapitre sur le cœur, d'assez significatifs aperçus sur la circulation du sang. Il a touché, sans y apporter rien d'essentiellement original, à plusieurs questions de médecine : peste, fièvres putrides, mal vénérien, etc. Ses deux ouvrages principaux sont intitulés l'un : *Tesoro de la verdadera cirugia y via particular contra la comun* (1604), l'autre *Avisos particulares de cirugia contra la comun opinion* (1584).

Dionisio Daza Chacon fut le premier des chirurgiens espagnols du XVIe siècle. Il naquit à Valladolid vers 1503. De bonne heure il s'adonna à la chirurgie militaire, qu'il eut occasion de pratiquer en Flandre, en Allemagne, en Espagne. L'empereur le distingua et il acquit quelque crédit à la cour. Philippe II l'attacha au service du prince Don Carlos, puis le fit passer, en 1569, à celui de Don Juan d'Autriche, qu'il accompagna pendant la guerre contre les Barbaresques et les Turcs ; l'on a même des raisons de croire que ce fut lui qui posa le premier appareil sur la blessure que reçut Michel Cervantes à la fameuse bataille de Lépante. — Le licencié Daza a écrit un ouvrage intitulé *Practica y teorica de Cirugia en romance y en latin* (1609). Ce traité de chirurgie contient des parties intéressantes, notamment en ce qui concerne les blessures par armes à feu, au sujet desquelles il était déjà arrivé aux mêmes conclusions que devait formuler deux siècles plus tard Dupuytren ; les amputations, qu'il déclare ne devoir pas être pratiquées au fer rouge, comme on les faisait de son temps (lui n'appliquait le feu sur la section qu'aux points où étaient les artères) ; le traitement des anévrismes, qu'il guérissait par la ligature (*laqueacion*) des artères longtemps avant Anel (1). — La renommée de Daza comme opérateur, le fit requérir près des plus hauts personnages, tels que Don Carlos lors de sa célèbre chute (2) et, plus tard, Don Luis Quijada, le majordome et le confident de Charles-Quint. Il paraît que Vésale lui cédait volontiers le bistouri : « Bien qu'il fît, nous dit Daza, les sections anatomiques merveilleusement, comme je l'ai souvent pu voir, il était lent dans les chirurgicales et, pour cette raison, me les commettait presque toutes. » Chose singulière, les historiens étrangers,

---

1. Paré appliqua la ligature des vaisseaux aux amputations, ce que ne fit pas Daza Chacon.

2. Daza se vante de ce que chaque avis qu'il donnait, dans les consultations qui eurent lieu à ce propos, était appuyé, à point nommé, de l'autorité d'un médecin ou d'un chirurgien célèbres et qu'un jour le vieil empereur, qui présidait ces *juntes* médicales, lui dit : « N'alléguez donc point tant d'autorités : il nous suffit de la vôtre ! » Suprême éloge dans l'esprit de Daza, — peut-être ironie du souverain, blasé sur les discours.

dont plusieurs mentionnent Alcazar et Agüero, passent Daza sous silence. Seul Jourdan cite son nom incidemment.

Pedro Lopez de Leon appartient à cette première moitié du XVIIe siècle que nous avons fait rentrer dans « l'âge d'or ». Elève de Hidalgo de Agüero, ainsi que nous l'avons dit, il s'établit aux Indes, où sa pratique heureuse lui valut une grande renommée et une fortune immense. On lui doit les ouvrages suivants : *Practica y teorica de los Apostemas en general ;* — *Cuestiones y practicas de cirugia, de heridas, llagas y otras cosas nuevas y particulares* (1628).

Signalons rapidement les cas dans lesquels ces chirurgiens montrèrent particulièrement leur habileté.

Francisco Arceo s'était fait une spécialité du traitement des fistules. Nous avons déjà vu que Hidalgo de Agüero inaugura et propagea en Espagne l'usage de guérir les blessures par première intention et que Daza Chacon pratiqua, bien avant Anel, le traitement des anévrismes par ligature des artères. Francisco Diaz inventa un procédé de taille (1) qui fut dit *à l'espagnole* par opposition au procédé du Napolitain Mariano Santo ; ce fut lui qui répandit l'usage des bougies urétrales (*candelillas*), inventées soi-disant par un chirurgien portugais nommé Felipe. Cristobal de Vega devait par la suite préconiser, dans

1. Je n'ai pu savoir au juste en quoi consistait l'originalité de ce procédé, qui empruntait la voie périnéale.

les cas de fongosités de l'urètre, l'emploi de ces bougies « enduites de vert-de-gris, d'arsenic et de chaux vive ». Amato Lusitano a prétendu que c'était lui-même qui avait fait connaître ces instruments à Felipe de Lisbonne et que le mérite de l'invention revenait tout entier à son maître Alderete, célèbre professeur de Salamanque qui n'a laissé aucun écrit.

Dans l'histoire de la ponction de l'empyème pleural, il convient de citer, à côté des médecins Vallès, Mercado, Zacuth et Amato, les chirurgiens : Arceo, qui blâma l'usage d'introduire des canules dans la petite plaie opératoire, sans doute à cause des accidents septiques qu'il avait eu l'occasion de voir provoquer par cette manœuvre ; Fragoso, qui conseilla de faire l'*incision*, à l'encontre de Amato Lusitano, le plus près possible du diaphragme, en prenant soin toutefois de ne pas l'intéresser ; Hidalgo de Agüero, qui fut d'avis d'injecter dans la plèvre, après l'extraction du liquide, un peu de vin blanc, afin de provoquer une certaine inflammation qu'il jugeait curative ; Pedro Lopez, qui recommanda de pratiquer l'incision entre la 4ᵉ et la 5ᵉ côtes, parallèlement à leur longueur et à une distance de quatre doigts de l'épine dorsale.

Pour l'opération du cancer du sein, Fragoso, après l'amputation, pratiqua d'abord la cautérisation au fer rouge du fond de la plaie, qu'il se borna, plus tard, à remplir de charpie sèche ; Arceo commençait par deux incisions parallèles, une au-dessus, l'autre au-dessous de la tumeur, qu'il enlevait ensuite soit par dilacération du tissu cellulaire avec le manche du bistouri, soit même par arrachement avec les doigts; Lopez de Leon pratiquait l'extirpation large, disséquant la tumeur à la lame aussi profondément que possible : il laissait saigner la plaie passablement, puis la cautérisait; Juan Calvo suivit la méthode de Lopez, sauf qu'il n'approuvait point dans tous les cas la cautérisation de la plaie opératoire et qu'il trouvait plus avantageux en général de la remplir de charpie bien imprégnée d'huile rosée mêlée de semences de pavot blanc, de jusquiame en poudre et d'opium; Hidalgo de Agüero faisait deux incisions dans toute la longueur du cancer, disséquait les lambeaux en séparant avec le manche du bistouri le tissu cellulaire ; si la tumeur était fort volumineuse, il la traversait de deux aiguilles enfilées, dont il laissait les fils en-dedans pour s'en servir en temps voulu : lorsqu'il était arrivé avec sa lame à la plus grande profondeur du cancer, il tirait sur ces fils avec la main gauche, tandis que de la droite il rompait les adhérences ; l'opération terminée, il laissait couler quelque peu de sang et il pansait la plaie en la remplissant d'aloès et d'encens pulvérisés et mêlés à des blancs d'œufs.

Pour l'opération des polypes des fosses nasales, Daza Chacon l'un des premiers conseilla la ligature, l'application d'une éponge (comme faisait Hippocrate), la cautérisation au moyen d'une sonde ou canule et l'incision. Il pratiqua aussi le *sciage* du polype au moyen d'un fil introduit par la bouche et tiré par le nez, après quoi il administrait des injections cicatrisantes de jus de grenades acides. « Dupuytren, Velpeau et Serre ont indiqué, dit Chinchilla, lorsque les polypes se fixent sur le contour fibro-cartilagineux du nez, d'en sectionner l'aile depuis son bord libre jusqu'au cartilage triangulaire ; mais nous avons vu que notre Daza recommandait déjà ce procédé au milieu du XVIe siècle : il n'appartient donc point aux chirurgiens français du XIXe. »

Dans l'histoire de la *rhinoplastie*, on ne peut omettre de citer l'opération très brillante que Francisco Arceo dit avoir réussie et que Sprengel déclare être la plus remarquable de celles enregistrées à cette époque dans les fastes de la chirurgie.

« Il m'advint, dit-il, dans la ville de Frexenal d'avoir à soigner un homme atteint d'une blessure à la face qui s'étendait depuis les sourcils jusqu'à la commissure des lèvres et telle que le nez, la mâchoire supérieure et les dents reposaient sur le menton. Ceux qui firent le premier pansement se conduisirent fort imprudemment, car ils se contentèrent de couvrir la plaie avec une compresse et ils abandonnèrent les parties séparées. Lorsque je vis le patient, déjà le nez et la mâchoire étaient froids, livides et comme morts, de façon que j'eus beaucoup de peine à introduire l'aiguille. Cependant, je les traversai, les relevai et fis correspondre les os de la mâchoire supérieure avec ceux de l'inférieure de la manière suivante : j'appliquai une bande de deux doigts de large sur le front et j'en fis autour de la tête quelques circulaires ; à celle-ci j'ajoutai deux autres bandes allant du front à l'occiput et deux autres passant, en croix, par les deux oreilles. Tout étant ainsi disposé, je fixai sur les circulaires du front deux bandelettes que je laissai pendre sur la face ; je les insinuai entre les dents canines et molaires de chaque côté et ensuite, les dirigeant derrière les oreilles, je les cousis fortement aux circulaires de la tête. Je procédai aussitôt à l'extraction des dents ébranlées ou fracturées, je réunis la mâchoire avec le nez et remis en place les os et les autres parties, selon qu'elles devaient se correspondre mutuellement. Les parties restèrent si bien réunies et l'appareil était si bien appliqué, qu'après la guérison l'on n'y connaissait plus rien qu'une cicatrice. » (1).

Kurt Sprengel non seulement ne met pas en doute cette cure singulière, mais il en prend même argument pour montrer que Tagliacozzi ne fut pas le premier qui réussit à guérir les décollements larges du nez. L'historien allemand fait observer que, la première édition de l'ouvrage d'Arceo datant de 1574, c'est à peine si l'auteur aurait matériellement pu entendre parler des procédés des Calabrais ; du reste, il est indéniable qu'il les a ignorés, puisque son ouvrage fut écrit dès 1560, selon le témoignage d'Arias Montano, qui, ainsi que nous l'avons dit, se chargea de le publier.

Il nous reste à réparer un oubli de Sprengel : « Parmi tous les auteurs qu'il cite à propos du *trépan*,

---

1. *De recta curandorum vulnerum ratione et aliis ejus artis præceptis lib. II*, p. 57 et 58.

dit Chinchilla, nous ne voyons pas figurer un seul chirurgien espagnol. Est-ce à dire que ni lui, ni les autres historiens étrangers n'aient connu nos chirurgiens, ou qu'ils aient tu leurs noms par malveillance, ou encore que les chirurgiens espagnols aient été, en vérité, de simples barbares ? Me hasarderai-je à dire que nos praticiens ont contribué pour la plus grande part à perfectionner la technique de cette opération, à en simplifier les instruments, à en fixer les indications ? Réussirai-je à prouver que, lorsqu'en Italie les académies s'efforçaient de la rendre praticable, qu'en France l'on était encore bien arriéré sous ce rapport et qu'enfin dans les académies d'Allemagne l'on n'avait pas même encore vu de trépan, les Espagnols, héritiers directs de la tradition d'Abulcasis de Cordoue, étaient déjà passés maîtres dans le maniement de cet instrument ? » C'est ainsi que le célèbre Vidius, de Florence, paraît avoir usurpé sur Andrès Alcazar, de Guadalajara, la priorité de la réforme du trépan. « Lorsque François Ier, roi des Français, fut vaincu par notre empereur Charles-Quint, écrit Alcazar dans ses *Chirurgicæ facultatis libri sex*, et fut conduit en Espagne, il amena avec lui un chirurgien qui, par hasard, fut logé chez moi. Un jour, celui-ci me supplia de lui montrer mes instruments, et parmi ceux que je lui présentai se trouvaient les trépans de mon invention : il lui plurent tellement qu'il dit que, lorsqu'il retournerait dans sa patrie, il s'en ferait faire de pareils ; à cet effet, je lui donnai mes dessins. D'ailleurs, Luis Lucena, médecin et chirurgien de grand renom, un de mes compatriotes et amis intimes, fut toujours présent à la fabrication de mes instruments : il passa depuis à Rome, où il vécut longtemps en relation avec les meilleurs chirurgiens, puis il voyagea par toute l'Italie et la France et se lia d'amitié avec tout ce que la profession y comptait de notable. C'est ainsi qu'il divulgua partout le type de mes instruments. Vidius, qui parcourut également ces pays, eut mille occasions de les connaître et, dans l'ouvrage de chirurgie qu'il a publié, il en a copié beaucoup que j'avais imaginés et construits plus de trente ans auparavant. » (1). Alcazar s'opposa à la coutume qu'avaient les opérateurs d'appuyer le trépan sur leur menton, alléguant que cela gênait la vue et que, d'ailleurs, c'était une position offrant très peu de sûreté ; il modifia le mécanisme et fit tourner la tige du trépan par le moyen d'une corde, comme les tours des potiers ; c'est une idée qui n'est mentionnée dans aucun auteur. « Cheselden lui aussi, plus tard, dit Chinchilla, déconseilla d'appuyer le trépan sur le menton, et c'est pour obvier aux mêmes inconvénients qu'il inventa le trépan à main ou *tréfin ;* encore cette invention ne lui donne-t-elle aucun droit de priorité, car le trépan que construisit Alcazar est précisément le tréfin, comme il est facile de le voir en consultant son livre ; par con-

1. Alcazar écrivit son ouvrage en 1545 ; il ne fut imprimé qu'en 1575.

séquent, le chirurgien anglais ne fit que reprendre une idée déjà réalisée en Espagne. »

S'agissant du trépan, nous ne pouvons en aucune manière illustrer mieux l'histoire de cette opération et, par extension, de la chirurgie espagnole au grand siècle, qu'en rapportant ici l'*observation* que nous a laissée Fragoso de la maladie de l'infant Don Carlos. (J'essaie de garder aussi fidèlement que possible le tour et le ton de l'original) :

« Le prince, descendant un dimanche, le 19 avril 1562, après dîner, entre onze heures et midi, tomba par un escalier étroit et se fit une contusion à la partie postérieure de la tête, sur l'os de l'occiput, blessure qui s'étendait vers la gauche : il se coupa le cuir chevelu et la chair et se meurtrit quelque peu le péricrâne. On le soigna aussitôt et on lui mit jusqu'à quatre ou cinq mèches grosses comme des pignons mondés. Après ce pansement, il lui vint une suée et après la suée on lui fit une saignée au bras droit et on lui tira plus de six onces de sang et il passa la soirée à la diète. Le lendemain lundi, on lui fit un second pansement et on lui tira du bras gauche encore six onces de sang. Aussitôt la fièvre le prit, laquelle lui dura jusqu'au septième jour, qui fut le samedi suivant ; dans ce temps, il avait pris des drogues et des sirops, et le vendredi il s'était purgé avec de la manne. La plaie alla se nettoyant et bourgeonnant jusqu'au onzième jour, où elle ne montra plus si bon aspect en couleur ni en matière ; et tout ce temps-là, le prince eut bonne envie de manger. Le jeudi, dernier jour d'avril, à deux heures du matin, onzième jour, il sentit froid et aussitôt fut pris d'une fièvre ardente.

On fit une conférence de médecins et de chirurgiens pour décider s'il serait expédient de débrider davantage la plaie, et il parut à tous qu'oui, et on l'ouvrit sur-le-champ de deux côtés jusqu'à découvrir l'os. On préleva du sang, qui se cailla très bien. Le lendemain, qui était le vendredi 1er mai, on regarda l'os, qui était net. Mais comme le prince avait été sujet aux fièvres quartes et était plein de mauvaises humeurs partout, elles lui montaient à la tête et il recommença à avoir très fortement la fièvre. Là-dessus advint un érysipèle débutant par le côté gauche de la tête, et il s'étendit pendant plus de huit ou dix jours, l'entourant tout entière, oreilles et gorge et bouche, par dedans et par dehors, et il descendit par la poitrine et les bras, et se concentra particulièrement au-dessus des yeux : il eut tout le visage très enflé et fut sans voir plus de huit jours. Il se forma deux aposthèmes au-dessous des paupières ; on y donna deux coups de lancette et il en sortit beaucoup de matière et d'eau. Les oreilles, les joues, le nez se couvrirent de vésicules qui furent bientôt des plaies à vif, et il en fut ainsi de toute la tête. Le samedi matin, on refit le pansement et l'on trouva la plaie avec assez de pus, et les lèvres en étaient tuméfiées et rouges, parce qu'on la soignait avec un digestif ; à ce moment, l'érysipèle se montrait à droite de la blessure. L'on suivit ce procédé de traitement, l'érysipèle s'accroissant toujours, jusqu'au quatorzième jour. Et du quatorzième au dix-septième jour, où l'on ôta le digestif pour mettre d'autres onguents (voyant que la fièvre était si grande, ainsi que la chaleur et sécheresse de la tête qu'il avait à cause de l'érysipèle), la plaie resta très sèche et sans matière. Il y eut encore désaccord sur le point de savoir s'il serait opportun d'inciser ou trépaner le crâne, car l'os se montrait taché de couleur fauve sur la largeur d'un demi-réal : certains furent d'avis de trépaner ou de racler jusqu'à la membrane du cerveau ; d'autres disaient qu'il ne fallait ni racler ni trépaner, tenant pour certain que l'os n'était ni endommagé ni corrompu à l'endroit de la chute, mais ils finirent par admettre que l'on fît un grattage pour voir jusqu'où s'étendait la partie mortifiée (*hasta ver donde llegaba la malicia de la mancha)* ; quelques-uns protestèrent disant que, si le prince devait mourir dans trois jours, on allait le faire mourir dans un jour et demi. Néanmoins, on trépana le crâne (1), étant le dix-huitième jour ; et comme on commençait à le racler, la tache disparut promptement et l'os se montra blanc ; et allant plus avant, le sang commença à sourdre par les pores du crâne. Ceux qui étaient contraires à cette opération insistèrent pour qu'on ne touchât point davantage au crâne, et ainsi on cessa le grattage, et tous demeurèrent satisfaits de voir que le prince avait l'os de la tête encore sain. Ce travail fit croître encore plus l'érysipèle, joint à certaines vapeurs de sang colérique qui lui montaient à la tête. Et avec tous ces accidents, Son Altesse vint à délirer violemment (*a ser parafrenetizado*) pendant plus de six jours et elle perdit la connaissance de ceux qui l'entretenaient, si bien qu'elle ne fit que parler pendant ces six jours sans que personne entendît rien à ce qu'elle disait, et elle avait une très grande inquiétude dans son lit et point de sommeil.

« Tous ces accidents durèrent jusqu'au commencement du

1. Ce fut le docteur Portugués qui commença la trépanation, mais Daza Chacon, sur l'ordre du duc d'Albe présent, la continua. Vésale était là ; il paraîtrait qu'il n'y mit pas la main.

vingt-unième jour : en ce dit temps, l'on appliqua au prince des ventouses simples et scarifiées sur les épaules et l'occiput, qu'il ne sentit pas, bien qu'il y en eût dix-sept, ou qu'il sentit très peu. Et étant revenu à lui, il ne se souvenait pas qu'on en lui eût mis et ne s'en rendait compte que par la sensation de douleur que lui avaient laissée les scarifiées. Il reçut aussi dans ce temps des bains de pieds, qu'on lui donna pendant quatre nuits, et après les bains de pieds des affusions sur la tête. Ensuite on lui mit sur le sommet de la tête, sur les tempes et sur le nez des substances faites pour provoquer le sommeil. Et le mal était si fort qu'en plus de tout ce que j'ai dit, il lui était venu, le quatorzième jour, une diarrhée et une petite toux sèche, étant, je le répète, tout enflé et n'y voyant pas, ayant les yeux gros comme le poing par l'effet de l'érysipèle. Le dix-huitième jour, les selles ayant diminué, il prit une purge de sirop rosé de neuf infusions, qui lui fit avoir vingt selles entre grandes et petites. Le mal était dans sa force ; aussi le samedi matin 9 mai, au vingtième jour de la maladie de S. A., on lui fit une saignée au bout du nez, qu'il ne sentit pas, malgré qu'on enfonçât presque toute la lame de la lancette, et il n'en sortit que peu de sang. Là-dessus on lui mit une ventouse, qu'il ne sentit pas davantage, et en même temps on lui baigna les jambes. Le pansement de ce samedi matin fut fait avec l'onguent du Pinterete, le More de Valence (1) ; car la plaie était sèche

---

1. C'était un onguent secret, fabriqué par un Moresque de Valence que le roi, sur sa réputation, fit venir tout exprès à Alcala, malgré la répugnance des médecins. L'onguent, d'ailleurs, ne fit pas merveille.

et la chair se décollait du crâne, ce qui était fort mauvais signe. A cinq heures du soir, arriva de Saint-François une très solennelle procession avec le corps de saint Fray Diego, précédée de deux processions de disciplinants, qui chaque jour venaient des villages ; et toutes les croix des paroisses et les moines de Saint-François et tout le clergé de la ville contribuaient à cet appareil. En arrivant au palais, les moines montèrent le corps qu'ils apportaient et, l'ayant placé sur l'autel de la chapelle, ils firent leurs oraisons, puis ils l'introduisirent dans la chambre du prince et le mirent sur son lit. Alors l'évêque de Cuenca dit au prince de regarder : qu'on avait apporté là pour lui le corps du bienheureux Fray Diego ; qu'il se recommandât à lui ; et le prince commença aussitôt à se recommander à Notre-Seigneur et à lui. Et comme il n'y voyait aucunement, il cherchait le corps en tâtonnant des mains. On lui demanda s'il voulait le voir. Il dit qu'oui. Et on lui ouvrit le mieux qu'on put, avec la main, un peu de l'œil droit et il vit le corps du saint. Et ensuite, dans le même ordre qu'ils étaient venus, les religieux remportèrent à Saint-François le saint, qui, pour être mort, à ce qu'on disait, depuis quatre-vingt-dix-neuf ans et en avoir passé trois sous la terre, s'était conservé aussi entier que le jour de sa mort et portait un habit aussi frais que s'il fût sorti de la garde-robe et d'une très bonne odeur.

« A peine le corps fut-il retiré que S. A. demanda à souper, et elle prit deux bouchées d'un poulet haché et une petite tasse de bouillon; puis elle s'endormit pour environ une heure, ce qui parut beaucoup. Elle s'éveilla beaucoup plus faible que devant, avec des intermittences dans le pouls et, autant qu'on put le reconnaître, des fourmillements dans les membres.

Quelques médecins jugèrent que c'était l'indice de la fin très prochaine et que le prince n'irait pas jusqu'au lendemain ; et ils firent connaître que le moment était venu d'administrer l'extrême-onction, pour laquelle tout était préparé au palais depuis quatre jours. Ils prévinrent Sa Majesté et la supplièrent de quitter aussitôt Alcala, afin de ne pas voir mourir son fils. Environ deux heures après le départ du Roi, le délire cessa un peu et le prince dormit trois heures. Les médecins virent dans ce somme un bon signe et dépêchèrent aussitôt des messagers au Roi, lui faisant savoir cette amélioration. Dimanche 10 mai, on le pansa ; la plaie était de meilleure couleur et avec quelque matière. Et depuis ce moment, le prince alla toujours de mieux en mieux, continuant d'avoir du sommeil et la fièvre diminuant, à cela près toutefois que l'égarement des esprits restait le même. Quoique la chaleur naturelle tendît à faire donner la plaie, ainsi que le sommeil et l'alimentation plus forte, on craignit que l'onguent du More ne fût trop dessicant, contraire au tempérament du prince et n'empêchât le pus de se former ; aussi ne s'en servit-on plus dans les pansements que trois ou quatre fois, et ensuite médecins et chirurgiens furent d'accord que l'on mît sur la plaie du beurre lavé et du jaune d'œuf, pour apaiser le feu qu'avait causé l'onguent du More ; de sorte que, pendant les trois ou quatre jours suivants, on lui appliqua un digestif de jaune d'œuf et de beurre malaxé avec de la térébenthine, grâce auquel, et à la faveur de l'amélioration générale de S. A., la plaie se remplit d'un pus épais et blanc, et les lèvres commencèrent à devenir plus grosses et rouges. A partir du vingt-septième jour, S. A. put passer tout le temps assise dans son lit. Depuis qu'elle avait commencé d'aller mieux, elle dormait chaque nuit neuf heures et ne faisait pas plus de deux repas en vingt-quatre heures. Le repas se composait d'une tasse de bouillon, qui était la substance d'un chapon, d'une poularde et d'un gigot de mouton, puis d'un blanc de poulet piqué ; ensuite le prince mangeait d'un pâté fait de blancs de poulet ; il finissait par un biscuit et de la marmelade, ou des cerises en conserve ; et le souper était tout de même. Il ne buvait pas entre les repas depuis que la fièvre l'avait quitté. Le mardi 2 juin, à huit heures du matin, on toucha de nouveau au séquestre, qui était déjà noir comme de l'encre, et on put l'extraire sans qu'il le sentît : il était en forme de cœur. » (1).

Cette relation n'est pas la seule que nous ayons sur la maladie de l'infant. Elle est même la moins connue ; c'est pour cela que je l'ai traduite. M. Gachard, dans son livre *Don Carlos et Philippe II* (Bruxelles, 1863), ne la mentionne aucunement, tandis qu'il cite : 1° celle de Daza Chacon, dont il reproduit même, en appendice, le texte original ; 2° la

---

1. Titre exact de l'ouvrage dont Chinchilla a extrait ce passage: *Cirugia universal, ahora nuevamente añadida con todas las dificultades y cuestiones pertenecientes à las materias de que se trata ; item : otros cuatro tratados : el primero es una suma de proposiciones contra ciertos avisos de cirugia ; el segundo acerca de diversas heridas y muertes ; el tercero de los aforismos de Hipocrates tocantes à cirugia; el cuarto de la naturaleza y cualidades de los medicamentos simples. Autor : el licenciado Juan Fragoso, médico y cirujano del Rey nuestro Señor y de Sus Altezas, Madrid, 1566, en folio.*

relation officielle que Philippe II fit envoyer à ses ambassadeurs et qui a été retrouvée dans les archives de Simancas (également reproduite telle quelle en appendice) ; 3° celle qui figure dans les *Papiers d'Etat du cardinal de Granvelle* et qu'on a inexactement attribuée au docteur Olivarès. Daza, comme Fragoso, parle de l'intervention de la relique du couvent de Saint-François ; il n'en est pas question dans la relation officielle. Mais celle-ci, d'accord avec celle de Daza, signale un symptôme intéressant, l'engourdissement de la jambe droite, que Fragoso a omis. — C'est une question de savoir si ce dernier fut effectivement parmi les praticiens appelés au chevet du prince. Daza nous donne des renseignements très précis sur le cérémonial des nombreuses consultations que présida le vieil empereur lui-même pendant la maladie de l'infant ; il nous apprend les noms et qualités des chirurgiens et médecins qui y prirent part. Ils étaient neuf, dit-il : sept docteurs — Gutierrez, Vega, Olivarès, *Vésale*, Mena, Portugués, Pedro de Torrès, — un licencié — Daza lui-même, — et un bachelier, Torrès. Fragoso n'est point nommé. Toutefois le secrétaire Courtewille, dans un document du 23 mai 1562, dit qu'ils étaient *onze*. L'un de ces deux de plus a dû être notre Fragoso, dont le récit semble bien celui d'un témoin oculaire et est, d'ailleurs, plus complet que les autres à certains égards.

La maladie de Don Carlos fut un événement d'importance européenne et qui eut un très grand retentissement dans toutes les chancelleries. Les appréciations des divers ambassadeurs sont propres à nous donner une idée du degré de confiance que les étrangers accordaient alors aux chirurgiens espagnols. Les ambassadeurs de Florence et de Venise, Nobili et Tiepolo, déclarent l'un et l'autre « que ces chirurgiens ont si peu de pratique qu'il faut le voir pour le croire » (1). Nobili ajoute qu'ils firent en sorte de tenir Vésale à l'écart le plus longtemps possible (2). Sir Thomas Chaloner, ambassadeur d'Angleterre à Madrid, écrit également, en date du 12 mai 1562, à sir William Cecyll, secrétaire d'Etat de la reine Elisabeth, que la négligence, l'impéritie, l'ignorance des chirurgiens espagnols méritent le plus grand blâme et qu'ils aggravèrent certainement le mal du prince. — Quelques années plus tard, l'ambassadeur français Saint-Sulpice, dans ses lettres à Catherine de Médicis, se plaint fréquemment des médecins espagnols attachés au service de la reine Elisabeth de Valois et surtout de leur *manie de saigner*. Fourquevaulx, son successeur, à propos de remèdes que Catherine de Médicis avait envoyés pour les couches de sa fille, dit : « J'entends que ces médecins espagnols en ont méprisé la plupart, comme grosses bêtes qu'ils sont, n'ayant rien que présomption et arrogance en eux. » Et le 8 octo-

1. Nobili à Côme de Médicis, 1er mai 1562 : « *Chi non vede non puo creder la poca prattica di questi cerujici.* »
2. « *E questi medici spagnuoli hanno indugiato sino a ora a volere il Vesalio...* » (*Ibid.*)

bre 1568, Nobili, annonçant à son maître la mort de la reine, s'exprime ainsi : « Il me paraît à propos que V. E. sache comment les médecins ont expressément tué la reine (*come li medici espressamente hanno ammazzata la regina*), lui ayant le même matin donné une médecine, appliqué une infinité de ventouses, saigné les pieds et fait de telle sorte que la malheureuse avait tout le sommet de la tête brûlé : chose certes lamentable ! »

Voilà de quoi répondre à Chinchilla lorsqu'il demande impatiemment, comme nous l'avons vu plus haut à propos du trépan, si l'on se figure à l'étranger que les praticiens espagnols ne sont que des barbares... Si peu qualifiés que soient sans doute des diplomates pour juger des choses de la médecine, et quelques raisons que nous puissions avoir de ne pas prendre au pied de la lettre leurs appréciations, il convient pourtant de tenir un certain compte d'une opinion si unanime et de rectifier par elle l'impression trop avantageuse que nous donnerait la seule lecture des apologistes nationaux. Nous croyons avoir à bon escient insisté sur ce cas, qui est en somme, de tous les événements historiques où la médecine put être mêlée au XVIe siècle en Espagne, le plus important, le plus curieux et le plus significatif.

Avant de terminer ce chapitre, disons quelques mots des accoucheurs. L'Italie, à en croire Albert de Haller, n'eut point d'écrits originaux sur l'obstétrique avant le milieu du XVIIe siècle ; l'Espagne en avait dès le XVIe. Lobera de Avila étudia presque toutes les circonstances des accouchements au point de vue opératoire et hygiénique ; le médecin baléare Damian Carbon publia à Majorque, en 1541, un *Libro del arte de las comadres o madrinas, del regimiento de las preñadas y paridas y de los niños*, qui est sans doute le plus ancien ouvrage didactique composé en une langue moderne sur cette partie de la médecine : l'auteur examine avec méthode les questions initiales de la génération et de ses obstacles (il émet quelques aperçus rudimentaires sur l'embryogénie) ; il traite de la conception et de ses signes ; de la grossesse, de ses signes et accidents ; des fausses couches ; des accouchements, de leurs difficultés ; de la technique opératoire dans les cas de mort du fœtus ; de l'extraction de l'arrière-faix ; du régime de l'accouchée et d'un grand nombre de points accessoires. Ruices de Fontecha, se plaçant au point de vue social et légal, écrivit *Los diez privilegios de las mugeres preñadas*. Enfin, signalons, dans la première partie du XVIIe siècle, Alfonso de Carranza, dont la *Disputatio de vera humani partus naturalis et legitimi designatione* (Madrid, 1628), reste une des œuvres maîtresses de la littérature médico-légale espagnole, et Juan Gutierrez de Godoy, docteur d'Alcala et médecin du chapitre de l'église de Jaen, à qui l'on doit *Trois discours pour prouver que toutes les mères sont obligées de nourrir leurs enfants au sein lorsqu'elles ont une bonne santé, assez de forces, un bon tempérament, de bon lait et assez pour les nourrir* (Jaen, 1629). C'est, près de trois siècles avant nos modernes propagandistes, un savant et éloquent manifeste contre l'usage des « remplaçantes ». A ce titre, il mérite bien d'être signalé. Au chapitre V, pour donner plus de vivacité à ses raisons, Gutierrez recourt à la forme dialoguée. Voici quelques passages de ce colloque entre le médecin Eutrapelo et Fabula, nouvelle accouchée qui est censée ne vouloir pas nourrir elle-même son enfant.

Fabula. — Je ne sais que vous répondre, sinon que, de l'avis de tous nos amis, je suis tout excusée de ne pas nourrir mon enfant, étant moi-même si jeune...

Eutrapelo. — C'est une grande erreur, car si la nature t'a donné des forces pour concevoir, elle t'en donnera bien mieux encore pour nourrir ton enfant. Mais, dis-moi, le nom de *mère* ne sonne-t-il pas agréablement à ton oreille? n'est-ce pas un mot bien doux ?

Fabula. — J'en conviens.

Eutrapelo. — Si tu le reconnais, auras-tu donc plaisir à ce qu'une autre femme devienne mère de la créature que tu as enfantée ?

Fabula. — Assurément non.

Eutrapelo. — Eh bien donc, pourquoi veux-tu te priver de plus de la moitié du nom de mère et la donner à une femme étrangère ?

Fabula. — En vérité, Eutrapelo, vous parlez là hors de propos ; vous exagérez. Je ne partage point mon fils, je ne lui donne point deux mères, car seule je l'ai enfanté et seule je suis sa mère.

Eutrapelo. — Oh ! Fabula, comme toute la nature crie

contre toi ! Remarque que nous ne disons point de la terre qu'elle est mère de tous les êtres seulement parce qu'elle les a engendrés, mais parce qu'elle leur donne encore l'aliment et la subsistance : nulle sorte de plante ou d'animal ne naît sur la terre, qui ne se nourrisse de son suc, et il n'y a point d'animal ni de plante qui n'alimente sa progéniture ; seules les femmes détestent et abandonnent la leur. Dis-moi, en vérité, peut-il y avoir plus cruelle indifférence que celle qui consiste, pour éviter les ennuis de l'allaitement, à abandonner ses propres enfants à la sollicitude d'autrui ?

FABULA. — Je vous assure, Eutrapelo, que ces discours ne sont point de circonstance.

EUTRAPELO. — La vérité produit toujours cette impression, et c'est pourquoi les hommes la haïssent tant. Mais enfin, songes-y : ce tendre enfant, à peine né, qui commence à respirer et qui par ses pleurs appelle le secours de sa mère (gémissement qui émeut jusqu'aux bêtes), n'est-ce pas la même chose que si tu le déposais à la porte d'autrui, quand tu le donnes à une femme étrangère, peut-être de mauvaise santé ou de mauvaises mœurs, et qui fait plus de cas de ton argent que de ton fils ?

Voilà un précurseur de M. Brieux.

CHAPITRE VII

L'Age d'Or (*suite*) et la fin du XVIIe siècle.

Les médecins : nosologistes et monographes.

Pour traiter ce chapitre d'une façon logique et large, il faut y comprendre le XVIIe siècle tout entier. La catégorie de médecins que nous envisageons y fut, en effet, bien représentée, tandis qu'au contraire les anatomistes et les chirurgiens y furent rares et peu importants.

Chinchilla fait observer que Sprengel n'a mentionné aucune des grandes épidémies qui ravagèrent l'Espagne dans le décours du XVIe siècle. Il n'est pas inutile de les rappeler ici, puisqu'elles déterminèrent évidemment de la part des médecins espagnols les efforts d'observation clinique et d'ingéniosité thérapeutique les plus considérables.

La *peste* sévit à Barcelone en 1501, 1506, 1507 ; cette dernière année-là, elle dura de février à juillet et fut d'une extrême virulence : dans le seul mois de mai, elle causa quinze cent quatre-vingt-quinze décès ; elle désola successivement Séville (1508,

1510), Cascante (1518), Jativa (1519), le royaume de Valence, Vich et de nouveau Barcelone, où périrent, en 1521, six mille personnes ; Majorque et Valence (1523), Jativa (1524), puis encore Séville, où la rigueur de l'épidémie fut extrême. Signalons, pour le XVIIe siècle, les grandes épidémies de Valence (1647) et de Séville (1649).

En 1557, le typhus pétéchial (*tabardillo* des nosographes espagnols) fit son apparition dans la Péninsule : il sévit en 1565 à Saragosse, puis à Séville, où l'épidémie se reproduisit en 1568 et, à la fin du siècle, régna de 1594 à 1597, atteignant enfin Madrid en 1598. Valladolid avait été éprouvé en 1590.

En 1570, plusieurs villes eurent à souffrir de la fièvre dite « sudorifique », et en 1580 les médecins virent se déclarer pour la première fois une maladie contagieuse qu'ils appelèrent « catarrhe » et qui dépeupla Madrid et plusieurs autres centres, spécialement Barcelone, où furent atteintes, dans l'espace de dix jours, plus de vingt mille personnes.

En 1583, le *garrotillo*, sorte d'angine suffocante ou d'esquinancie, fit çà et là de nombreuses victimes. C'est en 1603 que ce mal causa ses plus grands ravages.

La variole régna à Tolède en 1585 et 1586, s'attaquant, paraît-il, surtout aux vieillards. A Madrid, au contraire, où elle apparut en 1587, c'est la population infantile qu'elle décima. En 1587, 1588, 1589, elle gagna Séville et Barcelone.

Le clergé ne laissa pas aux seuls médecins le soin

d'enrayer ces épidémies. L'Espagne était particulièrement imbue de préjugés du moyen âge : l'on préconisa souvent des remèdes théosophiques, tels que pénitences publiques, pèlerinages en Terre-Sainte, processions de saints tutélaires. A Barcelone, en juillet 1515, l'on vit figurer en de solennelles rogations la relique du Voile de la Vierge, le corps de saint Sévère, ceux de sainte Matrone et de saint Fructueux... L'on en faisait autant dans les autres villes d'Espagne.

Cependant, les médecins recouraient à une thérapeutique un peu plus rationnelle : leurs principales ressources étaient l'eau froide en boissons et en lotions, les fumigations aromatiques pratiquées dans les rues au moyen de petits bûchers et de braseros, le vinaigre camphré, les ventouses, les opiats, le bol d'Arménie, la fameuse thériaque et quelques autres drogues et électuaires.

La plupart de ces médecins étaient aveuglément respectueux du principe d'autorité, inféodés à la littérature médicale du passé ; ils manquèrent généralement d'esprit clinique et ne firent faire presque aucun progrès à la nosologie. Nonobstant, il faut rendre à Rodrigo de Fonseca et à Amato Lusitano, entre autres, cette justice de reconnaître qu'ils ont été d'excellents observateurs, curieux et habiles. Le Juif portugais Amato, surtout, de son véritable nom Rodriguez de Castello-Branco, disciple du célèbre Alderete, a rassemblé dans ses *Centurias de curaciones medicinales* (1551, 52, 70...) le trésor d'une rare expérience : par là, il mérite d'être cité dans l'histoire générale de la médecine, au même titre et sur le même rang que les Dunus, les Trincavelli, les Plater.

Les monographies les plus nombreuses que nous ayons de cette époque se rapportent aux fièvres paludéennes, à la peste, au typhus pétéchial, aux angines malignes et aux affections vénériennes.

De tous les médecins espagnols qui ont écrit, il n'en est peut-être pas un seul qui n'ait traité de la fièvre et des fièvres. L'énumération de tous les auteurs serait vaine et fastidieuse. Je cite seulement Fernando de Mena, Gomez Pereira, Mercado, Antonio Ponce de Santa-Cruz, Isaac Cardoso, Caldera de Heredia, Sanchez le Sceptique, Cipriano Maroja, Lazaro Gutierrez, Bravo de Sobremonte, Miguel de Heredia. — Gomez Pereira conçut et exprima avant Sydenham l'opinion que la fièvre est un effort salutaire de la nature médicatrice pour rétablir l'équilibre de la santé. Luis Mercado donna, de l'aveu de Torti, la première bonne description analytique des fièvres intermittentes. Nous aurons bientôt occasion de considérer ces deux médecins d'un point de vue plus général, plus suggestif, et de donner à leurs figures les proportions qu'elles méritent. — Cipriano Maroja fut, au XVIIe siècle, l'un des plus dignes continuateurs de Mercado. — L'examen symptomatique du pouls et des urines fait l'objet d'un grand nombre de mémoires, dont les plus intéressants sont ceux de Fernando de Mena, de Mercado, de

Cristobal de Vega et de Nuñez de Llerena.

Parmi les auteurs qui ont écrit sur la *peste*, citons Luis de Lucena, Antonio de Cartagena, Andrès Laguna, Lobera de Avila, Juan Tomas Porcel, Alonso de Freilas, Melchor de Villena, Caldera de Heredia, Alonso de Burgos, Rodrigo de Castro. — Maintes indications curieuses se trouvent dans leurs ouvrages, notamment en ce qui concerne la police sanitaire, la garde des villes menacées par la proximité d'un foyer de contagion, les « désinfections domiciliaires » exécutées par des agents spéciaux et qui revêtaient le plus souvent la forme d'autodafés arbitraires et vexatoires, etc. Au point de vue proprement scientifique, il faut surtout retenir le nom de Tomas Porcel : ce fut lui le premier qui, à Saragosse, en 1560, eut le courage de pratiquer l'autopsie de pestiférés ; dans son *Informacion y curacion de la peste de Zaragoza, y preservacion contra la peste en general* (1565), il a laissé une description anatomo-pathologique du bubon que Piquer (XVIIIe siècle) déclare supérieure à celle que fit, bien plus tard, lors de l'épidémie de Nimègue, Isbrand Diemenbroeck.

La première monographie sur le *tabardillo* (typhus exanthématique très probablement) est due à Lopez de Corella, qui l'appelle *morbus lenticularis*. Mercado l'a décrit sous le nom de *febris maligna* (1574) et Luis de Toro lui a consacré la même année un mémoire intitulé : *De febris epidemicæ et novæ, quæ latine lenticularis, vulgo «tabardillo» dicitur, natura, cognitione et medela.*

La question du mal vénérien a été souvent traitée. Nous avons fait connaître les « syphiligraphes » espagnols de la fin du xve siècle : Villalobos, Pintor, Torrella. Il faut leur adjoindre Almenar (*De lue venerea, sive de morbo gallico*, 1502), Ruiz de Isla *Tratado contra el mal serpentino venido de la Isla Española*, 1539), Lobera de Avila (*Libro de las cuatro enfermedades cortesanas*, 1544), et Cipriano Maroja (*De febribus et lue venerea*, 1641). — Ruiz de Isla mérite une mention particulière. Astruc n'eut de son œuvre que quelques idées vagues et se borne à lui attribuer, d'après Georges Welsch, une opinion qui ne fut jamais la sienne, sur la façon dont les Indiens se guérissaient de la vérole. Ruiz fut médecin de Jean III de Portugal et plus tard dirigea, à l'hôpital de la Toussaint, de Lisbonne, le service des vénériens. Après dix ans de cette pratique spéciale, il retourna en Andalousie, d'où il était originaire, s'établit à Séville et y publia le traité dont nous avons transcrit ci-dessus le titre. « Comme l'expérience, mère de toutes choses, dit-il dans son préambule, nous découvre chaque jour quelque nouveau secret dans les arts ou les sciences auxquels nous nous adonnons, la Providence a permis que je me rendisse compte de certaines particularités cachées de cette maladie ; notamment j'ai reconnu qu'elle comprenait trois formes, que n'avait jusqu'alors jamais aperçues ni distinguées aucun de nos docteurs. C'est là le principal résultat de mon étude et j'ai cru bon de le publier pour le profit de tous.

J'ai, d'ailleurs, pris soin de compléter mon ouvrage en y traitant de l'origine du mal vénérien, en en décrivant tous les aspects, en indiquant sa durée, ses modes de contagion et les effets de son traitement par le mercure, médication qui me paraît être de toutes la principale et la mieux appropriée à sa guérison. » Ruiz distingue, en effet, trois degrés de gravité de l'affection, mais qui ne coïncident point avec les trois catégories d'accidents reconnus par les syphiligraphes de nos jours. Il n'a pas isolé les accidents secondaires et, si l'on consent à admettre, contre l'opinion de maints spécialistes éminents, que cette épidémie de 1494, à laquelle il se rapporte constamment et dont il fut témoin oculaire, a bien été une épidémie de syphilis, il y a lieu de remarquer la gravité et la précocité exceptionnelles des accidents cutanés et nerveux (tertiaires) qui l'auraient caractérisée. Au point de vue prophylactique, Ruiz recommande que les femmes publiques soient l'objet d'examens périodiques et qu'on n'en laisse circuler aucune qui n'ait reçu à bon droit une « carte de santé ». Pour le traitement, le remède auquel il recourt comme à l'unique moyen de salut, ainsi qu'il l'a annoncé, est le mercure, mais bien administré.

« De ce que beaucoup de malades, *se soignant mal*, vont de rechute en rechute et finissent par tomber dans le troisième degré du mal, il n'en faut point conclure que c'est la faute du mercure... Pour guérir cette maladie, ajoute-t-il, il suffit de deux onces d'onguent et d'une de mercure, et pour avoir ignoré cela d'innombrables malades sont morts ; car, de mon temps, jamais ce remède ne m'a trompé et il ne peut faillir lorsqu'il est bien manié. » Il conseille de pratiquer les onctions sur les parties où la peau est la plus fine, les aines, les aisselles, etc. L'action en est marquée, dit-il, par la salivation abondante qui s'ensuit ; tant qu'elle ne se produit point, il faut augmenter le nombre et l'importance des frictions. (Il indique aussi et réglemente l'usage du gaïac). Contre les médecins systématiquement opposés à l'emploi du mercure, il décoche ces traits de vive satire : « Le médecin, dit-il, commence par droguer son malade et il consulte sans relâche ses livres : une purge, puis une autre purge, puis un laxatif, et un minoratif, et des pilules, voilà pour aujourd'hui ; mais demain, à force de délayer les humeurs et de chasser les superfluités, voici la fièvre et voici des médecins qui la diagnostiquent : fièvre hectique, dit l'un ; lactique, dit l'autre ; celui-ci dit : humorale ; celui-là : flegmatique... La diarrhée survient et ne voilà-t-il pas d'autres médecins qui se contredisent à l'envi : rhumatisme du foie, de l'estomac, de la rate ! Cependant le malade va de mal en pis — et il ne guérit qu'aux mains d'un charlatan qui lui administre du mercure. » Ruiz ajoute que par leur obstination à méconnaître la valeur de ce topique, huit médecins moururent à Séville. « Au surplus, conclut-il assez plaisamment, moi je n'ai pas autre chose à dire, sinon qu'avec le mercure j'ai gagné plus de douze mille ducats. » — Au chapitre XIII du même ouvrage, on trouve de curieux renseignements sur l'hôpital de la Toussaint de Lisbonne, « le plus magnifique peut-être, dit Chinchilla, que possédât alors l'Europe ».

Le *garrotillo*, ainsi nommé à cause de l'aspect vultueux que prenait la face des malades et qui les faisait ressembler aux exécutés du « garrot », fut étudié et décrit notamment par Mercado, Ruices de Fontecha, Perez de Herrera et Nuñez de Llerena. Il semble que sous ce nom les médecins espagnols aient plus ou moins confondu diverses sortes d'angines malignes, depuis les amygdalites aiguës ou esquinancies jusqu'aux formes gangréneuses et diphtériques. En effet, leurs descriptions ne sont pas cohérentes et l'on voit qu'elles se rapportent à des affections bien distinctes, tant par leurs modes d'invasion et leurs signes cliniques que par les lésions organiques qu'elles laissent sur le cadavre. Pour les formes ulcéreuses et gangréneuses, les praticiens avaient inventé des cautères spéciaux qu'ils appelaient *portafuegos*. Quant aux formes membraneuses, elles ont été étudiées avec un soin et une clairvoyance remarquables par un docteur d'Alcala, natif d'Ubeda, Juan de Villarreal. Les historiens espagnols revendiquent pour lui l'honneur d'avoir le premier isolé nosologiquement le *croup*, dans son mémoire intitulé *De signis, causis, essentia, prognostico et curatione morbi suffocantis* (Alcala, 1611). En voici un passage entre autres qui ne laisse aucun doute sur la valeur de ses observations :

Ego vero, qui milies vidi hos ægrotantes, statim in primo insultu morbi conspexi jam adesse frustum album in faucibus, nulla prius (dicente ægro) sensata læsione. Tamen nullus scripsit vidisse in faucibus, gula et gutture quamdam veluti membranam cingentem fauces et tali constantis modo substantiæ, ut si proprius manibus tendas, videas ejus partes cedere qua si desinas videas refluere propriumque adquirere locum, non secus ac si corium madidum aut membranam madidam tendas et sinas. Hæc experientia didici, tum in viventibus excreta causa per os, tum in morientibus facta anatomia. (Cap. II, p. 34-35).

L'on conçoit, dès lors, que les historiens espagnols s'élèvent contre l'opinion du médecin français Desruelles qui, dans son *Traité théorique et pratique du croup* (Paris, 1824, 2e édit., p. 177), prétendait que les Espagnols ne connaissaient cette maladie que par ouï-dire et qu'il n'y avait pas un seul de leurs médecins qui en eût écrit. Chinchilla insiste sur ce que Villarreal décrivit un siècle et demi avant Chisi les membranes de cette angine et sut tirer parti de leur examen au point de vue du pronostic ; qu'il recommanda les saignées de la veine céphalique, comme étant d'un heureux effet, avant Michaelis, Rush et Home ; qu'il proposa les attouchements locaux à l'acide nitrique étendu avant Delpech ; qu'il composa son livre cent-cinquante-quatre ans avant la publication de celui de Home (Edimbourg, 1765), que Desruelles regarde à tort comme le premier traité didactique consacré à cette maladie ; qu'il est très faux que l'angine membraneuse fût inconnue en Espagne, où des épidémies en furent observées dès 1530, 1596, 1600 et 1605.

A propos des pleurésies, j'ai déjà cité le nom de Nicolas Monardes. Il convient de mentionner aussi Jorge Gomez, de Tolède, et Jeronimo Ledesma. Ces auteurs se plaçaient surtout au point de vue des indications ou contre-indications de la saignée. C'est à ce propos que l'on vit se produire encore au XVIIe siècle, entre Tomas de Longas et son maître Casalete, professeur à Saragosse, une des plus bruyantes disputes médicales de l'époque. Casalete était peu partisan de la saignée et il professait qu'elle ne doit se pratiquer que dans certains cas assez rares. Sur ces propositions il y eut procès à Saragosse en 1684 et plusieurs universités du royaume furent consultées : les docteurs de Salamanque déclarèrent « que de telles propositions ne pouvaient être lues ni en public ni en secret, et qu'on ne les pouvait pratiquer en bonne conscience » ; les docteurs d'Alcala jugèrent « qu'elles étaient dénuées de raison, téméraires et qu'on les devait proscrire de la pratique comme pernicieuses » ; les docteurs de Valladolid opinèrent « qu'elles paraissaient improbables, absurdes même et contraires aux principes de la médecine théorique et pratique » ; les docteurs de Valence furent d'avis « qu'elles étaient opposées à la doctrine de Galien et d'Hippocrate, à la raison et à l'expérience et qu'on ne devait point permettre de les enseigner ni de vive voix ni par écrit » ; les docteurs de Barcelone estimèrent « que c'étaient là des paradoxes irrationnels et dommageables pour la santé publique » ; les docteurs de Lérida prononcèrent « qu'elles étaient fausses, erronées, téméraires, pernicieuses à la santé publique et indignes d'un si grave auteur » ; enfin les docteurs de Huesca affirmèrent à leur tour « qu'il serait dangereux pour la santé publique qu'elles fussent mises en pratique ». Tel fut le sort réservé aux opinions du docteur Casalete, s'écrie mélancoliquement Morejon, et telle fut l'intrigue d'un disciple ingrat contre son maître ! — Ajoutons, pour corriger un peu l'impression défavorable que nous causent ces querelles byzantines, qu'un médecin espagnol déjà nommé ici, Gaspar Caldera de Heredia, eut le grand mérite, au dire de Morejon, de Chinchilla et de M. Menéndez, d' « inaugurer avant Morton l'étude des tubercules pulmonaires » (*De pulmonis et pectoris tuberculo*, mémoire contenu dans son grand ouvrage *Tribunal sacrum, medicum, magicum et politicum*, 1648).

Il ne nous reste plus à signaler que quelques monographies plus ou moins intéressantes sur les maladies infantiles (Pedro Diaz de Toledo, Lobera de Avila, Perez Cascales de Guadalajara, Benitez de La Serna) ; les maladies des femmes (Rodrigo de Castro) ; les maladies nerveuses et mentales (Alfonso et Antonio Ponce de Santa Cruz, Andrès Velazquez) ; la dysenterie (Miguel de Heredia) ; les maladies des yeux (Zacuth) ; la rage (Juan Bravo de Piedrahita) ; la pharmacopée (Lopez de Zapata à propos de l'antimoine et Tomas Fernandez à propos du quinquina) ; l'hydrologie médicale (dont le premier traité, *Espejo cristalino de las aguas de España*, est dû à Simon Montero, 1697) ; le *massage*, indiqué et prescrit avec une remarquable précision par Bernardino Gomez Miedes, évêque d'Albarracin (1) ; la médecine légale (Rodrigo de Castro) ; et enfin l'histoire de la médecine, où se distinguèrent Zacuth et Lemus, l'un ouvrant cette voie d'études par son *De medicorum principum historia* (1629), l'autre appliquant le premier la critique philologique à l'examen de l'authenticité des œuvres d'Hippocrate. — Mentionnons par surcroît quelques ouvrages écrits aux XVIIe siècle par Andrès de Gamez, Amigo y Beltran, Delgado de Vera contre les idées théoso-

---

1. *Enchiridion o Manual, instrumento de salud contra el morbo articular*... Saragosse, 1589. L'auteur dit, dans sa dédicace à Philippe II, « que, tourmenté de douleurs dans les membres, il s'ingénia à y trouver remède lui-même et fut ainsi amené à découvrir le meilleur et le plus sûr dont on puisse user et auquel on n'avait encore jamais eu recours, au moins dans la forme et de la manière voulues, lequel se réduit en somme à la friction et compression pratiquées sur toutes les parties du corps et qui doivent être faites non seulement avec l'ordre, l'adresse, l'attention et la persévérance convenables, mais encore par les propres mains du malade, dût-il en éprouver de la fatigue... » Sur les articulations douloureuses et engorgées, « la friction suffit, dit-il, d'une part à subtiliser par la chaleur qu'elle développe et à mieux distribuer l'aliment, d'autre part à remuer et évacuer les superfluités et excréments qui résultent de la mauvaise nutrition de ces parties ». N'est-ce pas là très bien poser le principe même du *massage* ?

phiques de Paracelse, qui pénétraient alors en Espagne.

J'ai nommé les deux Ponce de Santa Cruz et Andrès Velazquez pour leurs travaux sur l'épilepsie et la mélancolie. Le lecteur n'apprendra pas sans quelque surprise que Morejon met au premier rang des *aliénistes* péninsulaires Michel de Cervantes, — l'éternel *Deus ex machina* des Espagnols. « Une histoire de la médecine espagnole, dit-il, ne saurait s'abstenir de faire mention de Cervantes, sans se priver de l'un de ses plus intéressants ornements. » Et plus loin il ajoute : « Quand ce livre immortel de *Don Quichotte* n'aurait pas répandu le nom de son auteur dans le monde entier, il mériterait encore d'être célèbre dans la république des lettres médicales pour la singulière précision avec laquelle Cervantes y a décrit cette espèce de folie qu'on appelle la monomanie. » Et notre historien argumente bravement sur ce thème, prétendant démontrer en dernière analyse que l'illustre écrivain espagnol fut un précurseur de Pinel, de Broussais, voire de l'école homéopathique... (1) Un érudit français, M. Clément Rochel, dans son *Cervantes inédit* (2), a traduit presque en entier ce curieux document, qui ne

1. A ce compte-là, pourquoi ne pas citer aussi parmi les médecins Velazquez, qui a peint des infirmes et dont maintes œuvres complètent — et agrémentent — l'iconographie de la Salpêtrière ?

2. J. Tallandier, édit., Paris, p. 244-248.

prouve d'ailleurs guère, il va sans dire, que la piété littéraire de Morejon. Remarquons cependant qu'il ne fut pas le premier à attribuer une valeur scientifique réelle au grand roman en question. Sydenham en recommandait vivement la lecture à ses élèves, et cette circonstance fournit même un sujet de concours : *Cur solum Don-Quixotum commendavit Sydenhamus legendum tyronibus ? An quod ipse desertis castris, sine prævia præparatione exauctoratus miles, accesserit lucrandi panis gratia ad faciendam medicinam ? Vel quod omnes auctores systematici e manibus tyronum sint excutiendi* (Trajecti, 15 julii 1756. Stephan. Weszpremi).

Je note ces détails à titre de curiosité. Ils sont d'ailleurs instructifs en ce qu'ils nous permettent de constater, une fois de plus, que les médecins espagnols n'ont considéré leur profession d'un point de vue positivement scientifique qu'à une époque tout à fait récente, et qu'au milieu du XIXe siècle encore, au moment où écrivait Morejon, ils y mêlaient volontiers beaucoup de littérature. C'est pour cette raison que nous devons regarder les médecins commentateurs et philosophes, dont nous allons maintenant nous occuper, comme formant la catégorie assurément la plus représentative, la plus caractéristique de la médecine espagnole.

CHAPITRE VIII

L'Age d'or (SUITE) et la fin du XVIIe siècle.

Les médecins commentateurs et philosophes.

Rappelons-nous que les études grecques et latines étaient, au XVIe siècle, extrêmement florissantes en Espagne. C'était le temps d'Antonio de Nebrija, de Juan de Vergara, de Fernan Nuñez Pinciano, d'Arias Barbosa et surtout de Sanchez « el Brocense », l'un des fondateurs de la grammaire générale, qui traita les questions philologiques avec la plus rare intelligence, la perspicacité la plus aiguë, la plus saine horreur de l'opinion vulgaire et de la barbarie de l'école. Peu d'hommes, d'ailleurs, influèrent aussi activement sur cette sorte de travaux qu'Antonio Agustin et Don Diego Hurtado de Mendoza, soit comme ouvriers, soit comme Mécènes.

Le goût de l'humanisme imprégna tout le corps médical. A côté et au-dessus de Rodrigo de Fonseca, de Tomas Fernandez de Veiga, qui ne furent guère que des hellénistes, nous pourrions citer une liste immense de commentateurs : les uns plutôt orientés vers la clinique et soucieux principalement de l'application pratique de leurs lectures, les autres intéressés surtout par la spéculation philosophique et continuant, avec plus ou moins d'originalité et dans des directions plus ou moins nouvelles, l'œuvre critique de Louis Vivès.

Je ne fais que nommer ici, parmi la foule, Luis de Lucena, Juan Aguilera, Antonio de Cartagena, Leonardo Jacchino ; Andrès Laguna, le grand polygraphe que nous connaissons déjà et qui commenta si savamment Galien, Hippocrate et surtout Dioscoride ; Cristobal de Orozco, annotateur de Paul d'Egine et d'Aëtius : Antonio Luis, qui étudia particulièrement Galien et Hippocrate et écrivit contre Aristote son *De corde ;* Amato Lusinato, encore un commentateur de Dioscoride ; Miguel Jeronimo Ledesma, qui se consacra à l'examen critique du *Premier Canon* d'Avicenne ; Lopez de Corella, auteur d'annotations nouvelles *In omnia Galeni opera* (1565) ; Jaime Esteve, traducteur des *Epidémies* d'Hippocrate ; Fernando de Mena et Cristobal de Vega, autres critiques de Galien et d'Hippocrate ; Michel Servet, qui, dans sa *Syruporum universa ratio* (1537), censure certaines indications thérapeutiques de Galien ; Rabbi Zacuth (Zacuto Lusitano) ; Luis de Lemus, le savant critique d'Hippocrate dont nous avons déjà parlé ; Lazaro de Soto avec ses *Animadversiones medicæ et commentaria in Hippocratem* (1589) ; Jaime Segarra, commentateur du *De temperamentis* de Galien ; etc., etc.

Ces commentateurs, à l'exception des deux grands noms de Laguna et de Servet (de qui nous ne reparlerons pas autrement, les ayant déjà présentés ailleurs) et à l'exception encore d'Amato Lusitano, de Rabbi Zacuth et de Lemus, qui furent du moins de grands érudits, ne laisseront guère dans l'histoire générale de la médecine qu'un nom, le titre d'une ou deux œuvres et une date. Il font nombre simplement, et il semble que Morejon et Chinchilla aient usé d'excessive complaisance pour *gonfler* leurs histoires de tant de biographies le plus souvent incertaines et de tant de bibliographies vaines le plus souvent. Mais quelques noms, sept, que nous avons réservés, méritent à tous égards d'être connus partout. Ce sont ceux de Gomez Pereira, de Francisco Vallès, de Luis Mercado, de Huarte, de Doña Oliva Sabuco, d'Isaac Cardoso et de Francisco Sanchez. Je les énumère là dans l'ordre chronologique de leurs principaux ouvrages, Gomez Pereira ouvrant le XVIe siècle, tandis que Cardoso et Sanchez le Sceptique appartiennent au XVIIe et sortent même, en fait sinon en droit, des limites que nous avions indiquées pour « l'âge d'or ». (L'on apercevra les raisons logiques qui nous ont déterminé à ne pas tenir compte davantage de cadres d'ailleurs artificiels). De ces sept médecins, l'un appartient exclusivement à l'histoire de la médecine : Mercado ; deux chevauchent entre la médecine et la philosophie : Vallès et Cardoso ; quatre sont avant tout des philosophes : Gomez Pereira, Huarte, Doña Oliva et Francisco

Sanchez. C'est dans cet ordre-ci, plus clair et plus expressif, que nous allons les présenter.

Notons, en passant, que, sur ces sept, il y a au moins deux, peut-être trois Portugais. La proportion est belle pour le petit royaume occidental. Nous n'y insistons pas autrement et adoptons l'usage de Morejon, de Chinchilla et de M. Menendez y Pelayo, qui, dans leurs considérations sur l'histoire des idées et des sciences, ne distinguent pas entre *Péninsulaires*.

Laguna, Vallés, Mercado, telle est la grande trinité médicale du XVIe siècle espagnol. Nous connaissons déjà Laguna. Vallés fut l'aîné de Mercado, mais il est l'auteur de la *Philosophia sacra* et par là il se rapproche naturellement de Gomez Pereira et de l'auteur de la *Philosophia libera*, Cardoso.

Luis Mercado (1520-1606), dont nous avons eu l'occasion de citer déjà plusieurs fois le nom, commentateur et *casuiste* avant tout, a laissé une œuvre plus imposante qu'utile et a joui d'une renommée supérieure, ce nous semble, à ses mérites réels. On ne sait pas grand'chose de sa vie. Il naquit à Valladolid, où l'on présume qu'il étudia la médecine et où, en tous cas, il l'enseigna plus tard. Il quitta sa chaire pour entrer au service de la chambre de Philippe II, office qu'il continua de remplir sous Philippe III. On lui doit un grand nombre d'ouvrages, dont il faut retenir surtout, au point de vue pratique, une monographie sur les fièvres (*De febrium essentia, causa, dignotione et curatione,* 1586), où les intermittentes, ainsi que nous l'avons dit, sont étudiées avec un soin remarquable, et ses *Consultationes morborum complicatorum*, où se trouve décrit pour la première fois le *garrotillo*, auquel il applique les préparations de cuivre et le caustique d'or ardent. Au point de vue de la philosophie de la médecine, son œuvre maîtresse est son *De veritate et recta ratione principiorum, theorematum ac rerum omnium ad medicam facultatem spectantium* (1604). C'est à cet ouvrage que se rapportait surtout Sprengel, lorsqu'il a écrit, à propos de l'influence de la philosophie de Ramus sur la médecine, la page suivante, dont il est impossible de ne pas tenir compte chaque fois que l'on essaiera de juger Mercado :

« C'est en Italie et en France que naquit le goût de la critique, et de là il se répandit, avec l'esprit d'observation, en Allemagne, en Angleterre et en Espagne. Toutefois la médecine hippocratique rencontra de grands obstacles chez les nations germaniques, où furent très bien accueillies les visions de Paracelse, et chez les Espagnols, qui étaient trop attachés au système des Arabes et au scolasticisme, et ne pouvaient regarder les Grecs comme des modèles dignes d'imitation. Une preuve bien remarquable de cette vérité nous est fournie par les écrits de Luis Mercado, médecin de Philippe II ; et, en effet, il serait impossible d'imaginer jusqu'où cet écrivain se laissa entraîner par ses délires méthodiques et systématiques, sans adopter dans ses œuvres aucun ordre scientifique. Il accumule des questions subtiles, auxquelles il répond d'une manière tantôt négative, tantôt positive, employant à la fois toutes les armes de la dialectique scolastique et manifestant en tout son excessive ingéniosité ; en un mot, je ne le puis mieux caractériser qu'en l'appelant le *saint Thomas d'Aquin* de la médecine ou le premier des médecins scolastiques. Il est presque impossible de montrer plus de subtilité d'esprit qu'il ne le fit en examinant si l'ensemble des symptômes appartenait à la forme *substantielle* ou seulement à l'*accidentelle* (1). Il agite la question de savoir s'il faut regarder le tempérament comme la cinquième qualité ou plutôt comme l'harmonie et la réunion des quatre premières qualités, et il y donne une solution conforme aux idées d'Avicenne, mais opposée aux principes des galénistes et de Fernel, car celui-ci considère le tempérament comme la cinquième qualité et non comme une proportion. La définition qu'il donne de la maladie est tirée par analogie de celle que saint Thomas d'Aquin donne du mal : la maladie est pour lui une *soustraction*, un *minus*, d'où il tire cette singulière conclusion qu'on ne peut attribuer de cause matérielle à aucune affection, puisque l'état morbide consiste toujours en une soustraction. Pour que l'on puisse se faire une idée de son style extravagant, je vais rapporter une des questions les plus caractéristiques qu'il traite : L'indication fournie par l'organe malade est-elle plus importante que celle que l'on déduit de l'essence même de la maladie ? De prime abord, il répond négativement, et il use à cet effet d'un jeu de mots qui rend la question fort obscure : *Natura morborum medicatrix*, dit-il ; par conséquent, il n'est pas

1. *Lud. Mercati opera*, et Hartin Beyer, in-fol. Francof., 1608, vol. I, lib. I, part. 1, class. 5, art. 3. quest. 33, p. 100.

nécessaire de connaître la nature des maux, puisque *celle-ci* les guérit sans qu'il soit besoin de cette connaissance ; mais il aurait dû dire : *natura est medicatrix morborum* ; il n'aurait pas alors confondu la nature de la maladie avec la nature en général, c'est-à-dire l'idée représentative de toutes les forces du corps. De là, il conclut tout de suite que toutes les indications doivent être tirées uniquement de l'organe malade, bien plutôt que de la nature de l'affection. Il ajoute, en second lieu, « qu'une indication n'est jamais convenablement satisfaite, tant qu'on ne désigne pas avec exactitude le temps et le lieu, qui forment la partie la plus importante ». Et après tous ces raisonnements, il émet enfin sa propre opinion, qui consiste à combiner les indications de la maladie en elle-même et de son siège ; mais il enveloppe cette simple vérité d'un tel tissu d'antithèses et de contradictions si subtiles, et en même temps il s'exprime d'une façon si barbare et si obscure, que l'on ne peut lire sans dégoût une page entière de ses écrits. » (1).

Trop sévère à certains égards, ce jugement, contre lequel protestent avec véhémence les historiens espagnols, représente cependant dans son ensemble ce qu'il faut penser de Mercado : il marque bien ce que sa personnalité a eu d'intéressant et de magistral, et en même temps ce que son œuvre tout entière a de *périmé*. Ce goût des arguties scolastiques nous est attesté par ceux mêmes des panégyristes de Mercado qui reprochent à Sprengel son ignorance des

1. *Hist. de la méd.*, t. III, p. 20.

choses d'Espagne. Ne lisons-nous pas dans Chinchilla (1) qu'au XVIIe siècle cette simple phrase de Pline : *Et est etiam morbus aliquis per sapientiam mori* (lib. VII, cap. L) fut l'objet d'interminables discussions : « A peine eût-on trouvé en Espagne, dit Chinchilla, un seul médecin lettré qui ne se fût prononcé sur l'interprétation de ce texte. Les trois écoles de Valladolid, Salamanque et Alcala publièrent leurs opinions respectives. Selon les uns, Pline avait voulu dire que le désir de savoir avait causé la mort de beaucoup d'hommes ; selon d'autres, que l'excès d'études où les avait entraînés la recherche de la science les avait rendus mélancoliques. Caldera de Heredia soutint que la phrase de Pline devait s'entendre de la mort naturelle, car l'homme, pour arriver à savoir quelque chose, a besoin de toute sa vie, de sorte que, dès qu'il commence à savoir, il est déjà vieux : ainsi se vérifie que c'est une maladie que d'apprendre et mourir que de savoir. »

A l'égard toutefois de l'affirmation de Sprengel, que « c'est en Italie et en France que naquit le goût de la critique », les Espagnols sont assez fondés à protester. Morejon objecte que le philosophe valencien Louis Vivès avait déjà écrit son *De corruptis disciplinis* avant que les idées de Ramus ne pénétrassent en Espagne, et que Gomez Pereira avait déjà victorieusement secoué le joug de l'aristotélisme et du

---

1. *Anales historicos de la medicina. Hist. de la med. españ.* t. II, p. 357.

galénisme exclusifs. L'on verra, en avançant dans ce chapitre, que le criticisme a même été l'une des formes les plus originales de la pensée philosophique espagnole. — C'est ce que nous montrent déjà les œuvres de Vallès et de Cardoso.

L'on sait peu de chose sur la vie de Vallès ; l'on ignore même la date de sa naissance, qui eut lieu à Covarrubias, en Vieille-Castille. Il professa quelque temps à Alcala. Son renom le fit appeler auprès de Philippe II, qui souffrait d'un accès de goutte : il paraît qu'il se borna à ordonner un pédiluve tiède. Le roi s'en trouva soulagé et, devant toute sa cour, salua le médecin du titre de *Divin*, qui lui resta. Vallès fut nommé proto-médecin et plus tard, entre autres distinctions, il fut chargé de présider, avec Arias Montano et Ambrosio Morales, à la création de cette bibliothèque de l'Escurial qui est demeurée l'une des plus riches du monde. — Il mourut en 1592, dans un couvent d'augustins de Burgos, où il s'était (1) retiré.

Le « divin » Vallès fut, avant tout et par excellence, un commentateur. Il commenta Galien et Hippocrate. Ses scolies sur le *De locis patientibus* constituent en quelque manière (et, ainsi que nous l'avons indiqué, grâce à la collaboration de son préparateur Ximeno) un des premiers essais sérieux d'anatomie pathologique. Il attaque souvent l'autorité de Galien et quelquefois lui oppose, avec beaucoup d'érudition, des médecins antérieurs, tels qu'Archigène et Erasistrate. Mais c'est surtout par

(1) acompañaba a Felipe II, iba en acto de servicio cuando murio

ses commentaires *In libros Hippocratis de morbis popularibus* (1577), etc., qu'il s'acquit l'admiration de la plupart des historiens de la médecine. « Si l'on pouvait croire à la transmigration des âmes, dit Boërhaave, il faudrait admettre que celle d'Hippocrate se réincarna en Vallès. » Albert de Haller, entre tant de propagateurs éminents de l'hippocratisme, tels que Léonicène de Vicenza, Thomas Linacre de Cantorbéry, Duret, Mercurial, Fontanus, Fernel, etc., cite particulièrement les trois noms de Holler, Foës et Vallès, et, recommandant à son fils les œuvres de ce dernier auteur, il lui rappelle « qu'elles ont été écrites par un homme connu sous le titre de Divin » ; il se vante de les posséder toutes et l'on a des lettres de lui adressées à Don Antonio Capdevila, son correspondant en Espagne, où il le remercie chaleureusement « de lui avoir procuré un tel trésor ». Prosper Martien disait que, pour bien comprendre le livre des *Epidémies*, il fallait étudier « nuit et jour » les commentaires de l'Espagnol Francisco Vallès. Rabbi Zacuth affirmait que ce seul commentateur « en valait mille ». Il n'est pas jusqu'au suffrage de l'avare Sprengel que noús ne puissions alléguer en sa faveur : « Nul ne comprit mieux, dit-il, la médecine *des Arabes* et ne la présenta mieux sous son véritable jour que Francisco Vallès, de Covarrubias. » — L'on se rendra compte de l'importance de cet auteur en songeant que ses commentaires eurent des éditions par toute l'Europe ; à Cologne, à Turin, à Padoue, à Francfort, à

Bâle, à Venise, à Hanovre, à Naples, à Paris, etc. Il est certes bien déchu de cette gloire et ne jouit même plus, hors d'Espagne, d'une moyenne notoriété. Parasite ingénieux et savant d'un passé scientifique dont nos progrès nous rendent chaque jour l'histoire plus indifférente, il ne serait plus guère, comme Mercado, qu'un nom quelconque, perdu dans une longue liste, s'il n'avait, à côté de son œuvre proprement médicale, écrit un livre de philosophie qui, lui, ne manque pas d'originalité.

De iis quæ scripta sunt physice in libris sacris, sive de Sacra Philosophia liber singularis, tel est le titre complet de cet écrit, publié à Turin en 1587. C'est un essai de commentaire rationnel de la Bible. A une science toute scolastique se mêlent heureusement, de loin en loin, quelques traits d'expérience personnelle, quelques aperçus curieux soit sur la médecine, soit sur la philosophie. Par exemple, à propos du verset de la Genèse : *Omne quod vocavit Adam animæ viventis, ipsum est nomen ejus*, Vallès, au milieu des gloses les plus dénuées d'intérêt à nos yeux, signale l'invention du bénédictin Pedro Ponce pour apprendre à parler aux sourds-muets. — Cet autre verset de la Genèse: *Non permanebit spiritus meus in homine in æternum, quia caro est, eruntque dies illius centum viginti annorum* lui suggère sur la longévité normale de l'homme des réflexions par où il pourrait, à la rigueur, nous apparaître comme un précurseur de M. Metchnikoff... — Les préceptes du Lévitique sur les règles que doit observer la femme après l'accouchement et sur les cérémonies de la circoncision ; ce qui est écrit dans le même livre sur la lèpre : autant de prétextes à des considérations de médecine théosophique. — Le chapitre XXII du Deutéronome l'induit à discuter la question des signes de la virginité... Beaucoup de *simplicités* comme celle-ci : « Tobie perdit la vue parce que l'excrément de l'hirondelle agit comme caustique ; le fiel du poisson, agissant aussi comme caustique, dilacéra la taie et rendit la vue à Tobie »... etc., etc. Il y a de tout dans ce traité de *Philosophie sacrée ;* il y a du mauvais et du pis, mais il y a aussi des *idées* précieuses et nouvelles. On a pu considérer Vallès comme un des maîtres du « cartésianisme pré-cartésien », tant au point de vue de la philosophie naturelle qu'au point de vue de la psychologie. A cet égard, il se rapproche naturellement, nous l'avons dit, de Gomez Pereira, tout en dissentant d'avec lui sur beaucoup de questions. Si Descartes a écrit dans son *Discours de la Méthode :* « Le premier (précepte) était de ne recevoir jamais aucune chose pour vraie que je ne la connusse évidemment être telle », Vallès, ainsi que le fait remarquer M. Menéndez y Pelayo, avait déjà dit, dans le chapitre LXIV de son *De Sacra Philosophia :* « *Necesse est ut in rationum investigatione... etiam de his quæ sibi videntur probabilissima, nisi se ipsos velint (homines) fallere, dubitent.* » (1). — Avant

1. « Personne n'ignore, dit M. Menéndez, ce que Descar-

Bacon, Vallès avait, dans ses *Controversiæ medicæ et philosophicæ* (1564), proclamé l'excellence de la méthode expérimentale.

Adversaire énergique de la cosmologie aristotélicienne, Vallès annonce Isaac Cardoso, l'auteur de la *Philosophia libera*. — Cardoso naquit à Lisbonne au commencement du XVIIe siècle ; à l'exemple de ses coreligionnaires Amato Lusitano et Rabbi Zacuth, il exerça la médecine avec succès à Valladolid et à Madrid. Il abjura le judaïsme, se fit chrétien et prit alors le nom de Fernando ; mais il revint plus tard à sa première religion, se retira à Venise et se fit admettre dans l'académie des Juifs de cette ville. Il mourut à Vérone. Ses deux ouvrages médicaux, publiés à Madrid, roulent l'un sur la « fièvre syncopale », l'autre sur les usages thérapeutiques de la neige et de l'eau froide. Son livre le plus important et le plus connu est donc sa *Philosophia libera*, imprimée à Venise en 1673. Il s'y trouve un certain nombre de nouveautés tant en physique qu'en psychologie; entre autres idées neuves et curieuses, Cardoso devina que les couleurs ne résident pas dans les objets et qu'elles ne sont pas autre chose que la lumière elle-même, réfractée, réfléchie et disposée d'une certaine façon (*lux refracta, reflexa ac dispo-*

---

tes dans sa Physique et dans sa Psychologie emprunta à Gomez Pereira et à Vallès. Déjà son contemporain, le célèbre Daniel Huet, évêque d'Avranches, l'avait bien montré dans sa *Censure de la Philosophie cartésienne.* »

sita, selon ses propres termes). — Partisan de l'atomisme gassendiste, il essaya de relier ce système aux précédents hispaniques.

Il existe entre Cardoso, Vallès et Pereira une évidente parenté d'esprit et de pensée. Le lien est tout particulièrement sensible entre Vallès et Pereira, deux noms presque inséparables dans l'histoire de la philosophie espagnole. Philosophes critiques procédant l'un et l'autre de la grande tradition intellectuelle de Louis Vivès, « pré-cartésiens » l'un et l'autre, atomistes l'un et l'autre, ils furent, malgré de notables divergences, assez *semblables* l'un à l'autre. Ils ne furent point *égaux*. Vallès, comme Cardoso, est en somme un philosophe d'arrière-plan. Gomez Pereira, au contraire, est, avec Fox Morcillo et Francisco Sanchez, l'un des maîtres qui viennent les premiers après les *Dii majores* de la philosophie espagnole, c'est-à-dire, d'un côté, les Sénèque, les Averroës et les Maimonide ; de l'autre, les Lulle, les Vivès et les Suarez. — Chronologiquement, Pereira précéda Vallès. Nous n'avons interverti l'ordre de succession réelle que parce qu'il nous semble que, dans la sphère des *idées*, la notion de temps n'est plus aussi impérieuse et qu'on a quelquefois intérêt à présenter les systèmes et leurs auteurs par ordre de *valeur* croissante. Au cours de la rapide notice que nous allons tracer ici de Pereira et de son œuvre (et dont nous empruntons à peu près tous les éléments à une magistrale étude de M. Menéndez y Pelayo), nous ne pourrons, d'ailleurs, nous dispenser de nommer derechef, et plusieurs fois sans doute, Vallès et Cardoso.

Gomez Pereira, probablement Galicien d'origine, naquit vers 1500. Son père se nommait Antonio et sa mère Margarita, d'où, par une pieuse fantaisie, il forma plus tard le titre de son œuvre maîtresse *Antoniana Margarita*. Il étudia à Salamanque la médecine et la philosophie. Sa science médicale devint grande comme l'atteste son livre *Des Fièvres* et nous pouvons juger que sa pratique était fort étendue par le détail d'une multitude d'observations qu'il nous rapporte comme ayant été faites non seulement à Medina del Campo, où il vécut la majeure partie de sa vie, mais encore à Burgos, à Ségovie, à Avila et en d'autres villes de Castille, où on l'appelait en consultation. Son nom figure, nous l'avons vu, parmi ceux des praticiens que Philippe II fit venir à la cour pour assister le prince Don Carlos. L'œuvre par laquelle nous le connaissons surtout sous ce rapport est intitulée *Nova veraque medicina experimentis et evidentibus rationibus comprobata... Metymnæ Duelli*, 1558. Son objet est principalement de combattre la doctrine de Galien en ce qui concerne les fièvres. « Gomez Pereira (je ne puis mieux faire que de traduire ici M. Menéndez) était ennemi né du principe d'autorité dans toutes les sphères de la science. Pour lui, dans les choses physiques, il n'y a d'autre autorité que l'expérience. Morejon le considère comme le patriarche des antigalénistes... Gomez Pereira applique à Galien la même critique que Laguna et Vallès appliquaient à Avenzoar, à Rhazis, à Avicenne, à Averroës. Il soutient contre les aristotéliciens que la chaleur fébrile ne se différencie point de la naturelle par la qualité, mais par le degré d'intensité ; et, repoussant la doctrine de la putréfaction des humeurs, il devance de cent ans Sydenham en émettant l'hypothèse que la fièvre est un effort de la nature pour rétablir l'équilibre de la santé. Voici ses termes textuels, opportunément cités par Morejon et Chinchilla : *Febrem non in alium usum natura gignit, quam ut per ejus vim superflua, quæ corpus humanum male afficiunt, diffluentur aut concoquantur, et concocta per sensibiles corporis meatus patentissimos redditos per febrilem calorem excernantur et alia naturæ humanæ incommoda resarciantur.*

« Les compétents accordent une grande valeur historique aux observations cliniques de Gomez Pereira sur la lèpre et l'éléphantiasis, sur les lésions locales, sur les fièvres intermittentes ou, comme on disait alors, *interpolées*, sur la fièvre lente hectique, sur le typhus et la variole. Même les profanes ne laissent point d'être surpris agréablement par la simplicité de ses recours thérapeutiques, qui forment un vif contraste avec les barbares et pédantesques prescriptions des docteurs Sangrado d'alors. Une autre de ses idées originales et hardies consiste à nier la transmission du contage par l'intermédiaire de l'air.

« Morejon, emporté par sa fureur apologétique, va jusqu'à trouver en Gomez Pereira un initiateur du *vita-*

lisme de Stahl. J'avoue que cela ne m'est point apparu et, à la vérité, il serait fort étrange que l'on pût trouver traces de doctrines vitalistes dans l'œuvre d'un homme qui tenait les animaux pour de purs automates, qui attribuait toutes leurs opérations à des forces mécaniques et qui, chez l'homme, établissait une séparation encore plus profonde que ne le fit Descartes entre les opérations de la matière et celles de l'esprit. Il suffit à Gomez Pereira, pour sa gloire médicale, d'avoir rompu le premier les chaînes du galénisme et d'avoir lu, ou épelé du moins, mais directement et de lui-même, quelques pages du grand livre de la nature. » (1).

Répétons-le, c'est surtout comme philosophe que Pereira *restera*. Etudiant, ses préférences avaient penché vers le nominalisme, qu'il devait transformer en sensualisme à la moderne. Il connut les doctrines de Grégoire de Rimini, de Durand, d'Ockam et elles influèrent beaucoup sur lui, malgré son indépendance de caractère et sa tendance marquée au paradoxe ; il étudia de près saint Thomas et ses principaux commentateurs, l'averroïsme padouan, les Pères de l'Eglise latine et en particulier saint Augustin. Son érudition, pour considérable qu'elle fût, n'excédait point celle des philosophes de son temps. Bien qu'il n'écrive pas en mauvais latin, ce n'est pas un humaniste. Il paraît moins lettré, moins littéraire que beaucoup d'autres penseurs sexcentistes. Son

1. *La Ciencia española*, t. II, p. 177 et suiv.

art est la dialectique : il sait distinguer, séparer et subdiviser à l'infini ; il a dérobé à la scolastique, pour la combattre, ses propres armes. Tel le voyons-nous dans l'*Antoniana Margarita, opus nempe Physicis, Medicis et Theologis non minus utile quam necessarium* (Metymnæ Duelli, 1554).

Ce livre n'est pas un traité méthodique de psychologie, de physique ni de métaphysique, mais un livre de controverses, une série de paradoxes. L'ordre dans lequel les questions y sont présentées n'a rien de rigoureux ni de systématique. La profession de foi philosophique de l'auteur ne peut être plus explicite : « Sachez, dit-il, que mon seul zèle pour la vérité m'engage à publier cet ouvrage et maints autres, qui paraîtront en leur temps s'il plaît à Dieu : les uns d'ordre spéculatif, les autres traitant de la médecine pratique, tous aussi utiles que nouveaux et singuliers. Car j'ai commencé à douter de beaucoup d'opinions que médecins et philosophes tenaient pour indubitables et certaines ; je les ai éprouvées à la pierre de touche de l'expérience et je les ai reconnues fausses ; tandis que mes doctrines, confirmées d'abord par la raison et ensuite par le succès, s'enracinèrent de plus en plus dans mon esprit. Je parlerai de choses que nul n'a dites ni écrites avant moi. Toutes les fois qu'il ne s'agira point de religion, je ne me rendrai à l'avis d'aucun philosophe, s'il n'est fondé en raison. En tout ce qui touche à la spéculation, et non à la foi, nous devons mépriser toute autorité. La raison seule doit pouvoir incliner l'entendement d'un côté ou d'un autre. » Ce n'était pas la première fois que l'on entendait en Espagne ce langage. Vivès avait développé, avec toute la largeur de son génie, la pensée de Sénèque : *Patet omnibus veritas, nondum est occupata ;* et bien d'autres, après Vivès, avaient exprimé cette tendance critique, commune à tous les représentants de la « science libre » espagnole au XVIe siècle. Gomez Pereira nous marque l'une des phases principales de cette évolution, qui devait s'étendre au XVIIe siècle, s'y affaiblir et s'y épuiser, au fur et à mesure de la déchéance des études et de l'esprit espagnols.

L'une des idées dominantes de Pereira est celle de l'*automatisme des animaux*. Le premier et le plus fort de ses arguments est celui-ci : Si l'animal sent, forcément il doit juger ; s'il juge, il raisonne ; s'il raisonne, il forme des propositions universelles : donc il n'y aura pas de distinction essentielle entre lui et l'homme, conséquence inadmissible et absurde. Il ne prend pas garde, en développant son système, que ses conclusions tendent implicitement à s'appliquer à l'homme. Que dis-je ! il se hasarde quelque part sur cette dangereuse frontière, lorsqu'il applique lui-même à l'homme, *proportionnellement*, sa théorie de la mémoire des animaux : « Il faut savoir, dit-il, que les animaux ont dans la partie occipitale une case où se conservent au vif les images des objets. En cela nous sommes très analogues aux bêtes. Mais, outre ce pouvoir de conserver les *fantômes*, que nous appelons *mémoire*, nous avons dans le *synciput* une autre faculté pour connaître les objets dont les fantômes procèdent, et cette connaissance est celle que nous appelons abstraite. Dans l'animal il y a *quelque chose de semblable*, situé aussi dans la partie syncipitale. Lorsque cette faculté entre en exercice, les membres de l'animal remuent. » Gomez Pereira ne nie pas, d'ailleurs, que les animaux n'aient, *comme les plantes mêmes*, une sorte d'âme quantitative, divisible et périssable. M. Menéndez, qui est strictement orthodoxe, remarque que ce sont là « choses fort étranges et de saveur crûment matérialiste », et il s'étonne, sans regrets, que les qualificateurs du Saint-Office ne s'en soient pas aperçus.

Quoi qu'il en soit, cette conception de l'*automatisme* des animaux appartient bien en propre à Gomez Pereira, ainsi que l'a démontré prolixement Pierre Bayle. On n'en trouve pas trace dans toute l'antiquité grecque et latine. « Quelques-uns, dit M. Menéndez, l'ont attribuée aux stoïciens, mais il leur aurait suffi pour se convaincre d'erreur de lire, dans le premier livre des dissertations d'Arrien sur Epictète, le chapitre VI, où l'on refuse bien aux bêtes la raison, mais où l'on ne met pas en doute qu'elles ne *sentent.* » Le docteur Sosa, dans son *Hendécalogue*, et Miguel de Palacios, dans ses *Objections*, s'élevèrent, chacun de son côté, contre l'opinion de Pereira ; et, sans le nommer, Vallès attaqua également sa doctrine, dans le chapitre LV de sa *Philosophia sacra* : « Un de nos écrivains, dit-il, pour ne pas concéder aux animaux la raison, craignant, ce semble, d'avoir à leur accorder de même l'immortalité, leur a refusé jusqu'au sentiment, expliquant toutes leurs opérations par des sympathies ou antipathies naturelles. Cette thèse étant admise, il s'ensuit de deux choses l'une : ou que nul être ne sent, sinon l'homme, ou que tous les animaux sont doués de raison et d'entendement. La première opinion est absurde, car dans ce cas nous ne pourrons aucunement ajouter foi à nos propres sens, et c'est une véritable folie que de nier la sensibilité chez des êtres que nous voyons fuir le danger, accourir à l'appel de la voix, observer les lois de l'amitié et de l'inimitié, etc. Laissons donc de côté cette rêverie et considérons si les bêtes possèdent quelque manière de raison. » Et, en fait, Vallès la leur octroie : *Certe rationem aliquam esse brutis negare non possumus citra protervviam*, et il retourne habilement les propres arguments de Gomez Pereira en faveur de la thèse contraire. Le même procédé logique qui avait conduit l'auteur de la *Margarita* à établir l'automatisme, convainquit Vallès de ce que tout animal est raisonnable, quoique avec une raison très différente de la nôtre, non seulement en degré, mais par son essence même, l'entendement humain étant capable d'idées pures : *ex sese nata est (mens) ratiocinari simpliciter et circa quidvis.* Ce qui le fit corriger l'antique définition de l'homme en ces termes : animal scientifique ou capable de science, c'est-à-dire de connaissance ordonnée, méthodique et dépendante des universaux.

« Le paradoxe de Gomez Pereira, dit M. Menéndez (au texte de qui je me rapporte constamment), le paradoxe de Gomez Pereira, si amplement discuté en Espagne, passa les monts au XVIIe siècle et obtint une grande notoriété sous la plume de Descartes, qui l'exposa avec d'autant plus de complaisance qu'il le trouvait conforme au divorce qu'il établissait entre la pensée et l'étendue, entre la matière et l'esprit. L'opinion cartésienne est plus simple et moins ingénieuse que celle de Pereira. Les animaux ne sont plus que matière et sont sujets aux lois de leur mécanisme ; ce sont de véritables *automates* (mot qui n'est point employé dans l'*Antoniana*). Que l'on se rapporte à la Ve partie du *Discours de la Méthode* et qu'on lise tout le passage qui commence ainsi : « Or, par ces deux mêmes moyens, on peut aussi connaître la différence qui est entre les hommes et les bêtes... » et qui se termine en ces mots : « ... Ainsi qu'on voit qu'une horloge, qui n'est composée que de roues et de ressorts, peut compter les heures et mesurer le temps plus justement que nous avec toute notre prudence. » Si dans les premières lignes Descartes glose Gomez Pereira, dans les dernières il traduit littéralement ces expressions de Vallès : « ... *velut quod horologium, motu gnomonis et pulsatione cymbali, metiatur et distinguat nostra tempora, refertur ad peritiam artificis...* »

« Le docte évêque d'Avranches, Daniel Huet, a placé, à la fin de sa *Censura philosophiæ cartesianæ*, une sorte de catalogue des plagiats de

Descartes. Il y dit textuellement : « Personne ne défendit avec plus de chaleur ni n'enseigna plus ouvertement cette théorie des animaux-machines que Gomez Pereira dans son *Antoniana Margarita*, lequel, rompant les chaînes du Lycée, où il avait été élevé, et se laissant aller à la liberté de son génie, divulgua en Espagne ce paradoxe entre beaucoup d'autres. » Bayle reproduisit cette assertion de Huet dans les *Nouvelles de la République des Lettres*, puis dans son fameux *Dictionnaire*. Les disciples et biographes de Descartes tâchèrent de le défendre, alléguant qu'il lisait peu, que l'*Antoniana* était fort rare et qu'il ne semblait point naturel qu'il l'eût eue en mains ; présomptions assez faibles à côté de celles qui me paraissent résulter de la comparaison des ouvrages. Et supposé même qu'il ne connût pas directement l'*Antoniana*, il aurait pu avoir communication de ces idées par les contradicteurs de Pereira, notamment par la *Philosophia sacra* de Vallès, qu'il avait beaucoup lue. » — Cardoso, après Vallès, toucha aussi la question de l'âme des bêtes et, à chaque pas, il invoque avec grand respect l'autorité de Gomez Pereira.

Pour apprécier dûment le mérite et l'originalité du philosophe de Medina, il serait nécessaire d'examiner sa théorie de la connaissance. C'est ce qui serait un peu hors de propos dans cette thèse. Bornons-nous à dire que par l'énergique éloquence avec laquelle il défend les droits de la *connaissance directe*, telle que l'expérience nous la donne, il devance la psychologie de l'Ecole écossaise. Bien qu'il emploie le procédé dialectique contre les théories scolastiques, il base toujours les siennes sur l'*observation*. En identifiant l'acte de comprendre, l'entendement et l'essence même de l'âme, il devance encore Descartes, ainsi que le remarque Huet. « Comme adversaire des *espèces intelligibles* (invention des Arabes et des scolastiques dont Aristote, malgré l'imputation de Reid, ne peut être aucunement rendu responsable), Pereira avait pour uniques prédécesseurs les nominalistes et spécialement Durand. C'est d'eux qu'il apprit ce grand principe, si fort approuvé par Leibnitz, qu'il ne faut pas multiplier à plaisir les entités. » En psychologie expérimentale, il est, à n'en pas douter, plus avancé que la philosophie de son temps, plus que celle du XVIIe siècle, plus que Bacon, plus que Descartes. Nul n'observe comme lui les phénomènes de l'intelligence. Et c'est ce que développe, avec sa maîtrise constante, M. Menéndez y Pelayo, dont tout l'article, décidément, serait à traduire, s'il ne devait nous entraîner fort en dehors du cadre que nous nous sommes tracé. Après avoir rendu justice à la sage et prudente Ecole d'Edimbourg « qui fonda sur le sens commun le système du *réalisme naturel*, détruisant pour toujours l'hypothèse de la représentation (selon laquelle, dit Hamilton, il n'y a pas de milieu entre le matérialisme et l'idéalisme), — qu'il me soit permis, ajoute-t-il, de demander que justice soit aussi rendue aux anciens nominalistes, à Durand, à Ockam et surtout à Gomez Pereira, dont le nom reste attaché à l'une des conquêtes les plus grandes et les plus positives, sinon les plus bruyantes, de la science. Les séduisantes conceptions *a priori*, les systèmes germaniques de l'absolu s'en vont disparaissant peu à peu. Mais ce qui restera debout, c'est le fait de conscience primitif et irréductible, l'observation psychologique et la critique à laquelle elle donne naissance. »

Il y aurait encore bien des choses à dire sur la philosophie de ce médecin espagnol. Bien que ce soit dans le champ de la psychologie qu'il ait surtout exercé son activité, il ne négligea point les problèmes physiques et ontologiques et y montra même quelque hardiesse. A la question *de principiis rerum naturalium*, il a donné une solution qui n'est ni platonicienne, comme celle de Fox Morcillo, ni aristotélicienne, comme celle de Benito Pererio, mais atomistique, sans que toutefois l'on puisse exactement dire, avec Isaac Cardoso, que « désertant le camp d'Aristote, il eût passé dans celui de Démocrite ». Comme l'avait déjà fait un médecin de Valence, Pedro Dolese, il se montra partisan des explications fondées sur la physique corpusculaire. Beaucoup d'autres médecins (et surtout des médecins) s'élevèrent contre les *formes substantielles*. Le docteur Vallès le fit avec une autorité particulière. Il faudrait signaler aussi, à ce propos, les opinions d'Isaac Cardoso, qui reprit Aristote avec une âpre ténacité. Cardoso soutient, contrairement à Vallès, l'incorruptibilité des éléments et se déclare, quant à la nature des atomes, partisan de Dolese et de Gassendi. — Je ne m'étendrai pas sur la théorie du feu élémentaire de Gomez Pereira, ni sur celle, beaucoup plus originale, de Francisco Vallès, que Boërhaave devait plus tard adopter.

Sur la grave question de l'immortalité de l'âme, Pereira allègue avant Descartes la preuve connue dans les écoles sous le nom de *preuve cartésienne*, et qui est fondée sur l'évidence du *dualisme humain*. Il n'est pas jusqu'au fameux *cogito ergo sum* qui ne se trouve dans l'*Antoniana Margarita*, après avoir été déjà formulé, d'ailleurs, par saint Augustin et par un hérétique italien nommé Bernardo Ochino.

Sur plusieurs points essentiels Descartes semble donc avoir *plagié* Gomez Pereira. (On a été jusqu'à l'accuser d'avoir fait détruire tous les exemplaires qu'il avait pu se procurer de l'*Antoniana* pour se ménager la priorité du système de l'automatisme des bêtes !) Mais est-ce qu'on peut croire au plagiat philosophique ? M. Menéndez lui-même ne le pense pas. Un autre critique espagnol contemporain, M. Salmeron, tranche ainsi la question : « Gomez Pereira ne fait guère qu'énoncer sous une forme syllogistique un raisonnement analogue à celui qui constitue le principe de la méthode cartésienne, mais sans ce caractère de critérium de recherche ni l'intention systématique qui en font la valeur scientifique. » C'est à peu près ce que Sainte-Beuve a dit à propos de Guillaume du Vair : « Ecrire et coucher sur le papier une idée qui ressemble à celle qui fait le point de départ de Descartes en philosophie, mais ne pas s'en servir, n'en pas sentir la puissance et la vertu, la laisser dormir à côté d'autres déjà sues de l'univers et déjà usées, c'est ne pas avoir du tout cette idée. Une idée émoussée et sans pointe n'est pas une idée. » (1). Jugement certes mémorable, excellent, susceptible de maintes et maintes applications, mais qui, s'agissant de Gomez Pereira, serait un peu sommaire et, il faut en convenir, un peu injuste.

Venons-en maintenant à Huarte et à Doña Oliva.

Juan de Dios Huarte y Navarro naquit à San-Juan-del-Pié-de-Puerto, prit la *borla* de docteur à l'université d'Huesca, voyagea pendant sa jeunesse à travers toute l'Espagne, puis revint à Huesca, dont il fut « médecin titulaire ». C'est là qu'il résidait lorsqu'il acheva, en 1557, son fameux livre intitulé *Examen de Ingenios para las Ciencias*. La censure d'approbation du docteur Heredia est datée du 11 août 1557, mais celle de l'évêque de Huesca ne fut donnée qu'en 1580, de sorte que ce remarquable ouvrage tarda vingt-trois ans à être publié. La première édition castillane est de Bilbao (1580). L'ouvrage eut un immense succès et fut successivement réimprimé à Huesca, à Medina del Campo, à Baeza, à Barcelone, à Madrid. A l'étranger, de nombreuses traductions le reproduisirent en latin (Stras-

1. *Port-Royal*, II, p. 521.

bourg, Anhalt, Genève, Cologne), en italien (Venise, Rome), en français (Lyon, Paris). Mais dès 1606 il fut poursuivi par l'Inquisition ; elle en supprima tout un chapitre *sur le tempérament de Jésus-Christ* et en fit disparaître çà et là quelques phrases de tendance matérialiste ; elle condamna rigoureusement toute édition non expurgée, ce qui fait que ce livre devint fort rare et que le P. Feijoo, au XVIIIe siècle, put écrire qu'il n'en avait jamais ouï parler avant d'en lire l'éloge dans le *Spectateur*, journal que publiait un médecin anglais. « Là-dessus, dit-il, j'écrivis à mon correspondant de Paris, le priant de me procurer à tout prix le livre de Huarte, en l'une quelconque des trois langues latine, française et italienne où il le trouvât traduit, car de le rencontrer en langue espagnole et en Espagne, il n'y fallait guère songer. »

La traduction française parue à Lyon dès 1580 porte exactement ce titre : *Anacrise, ou parfait jugement et examen des Esprits propres et nés aux sciences, où par merveilleux et utiles secrets, tirés tant de la vraie Philosophie naturelle, que divine, est démontrée la différence des grâces et habiletés qui se trouvent aux hommes et à quel genre de lettres est convenable l'esprit de chacun; de manière que quiconque lira ici attentivement, découvrira la propriété de son esprit et saura élire la science en laquelle il doit profiter le plus. — Composé en espagnol par M. Jean Huart, docteur, natif de Saint-Jean du Pied-du-Port, et mis en français, au grand profit de la République, par Gabriel Chappuis, Tourangeau. — A Lyon, par François Didier, à l'enseigne du Phénix, 1580, avec privilège du Roi.* Cette traduction est devenue très rare.

L'*Examen des Esprits* est, si l'on veut, un traité de haute pédagogie psychologique, où l'auteur touche, en penseur et en philosophe, à un grand nombre de questions importantes ; un de ces livres par l'exemple desquels on a pu protester contre la dédaigneuse appréciation de l'abbé Tiraboschi, qui disait que le climat de l'Espagne ne produit que des génies frivoles et superficiels. Bordeu, dans ses *Recherches sur l'histoire de la médecine,* en a fait un grand éloge, reconnaissant que c'est un ouvrage plein de réflexions singulières et d'un goût délicat, qu'il mériterait d'être lu davantage et longuement commenté (1).

C'est la lecture du *De temperamentis* de Galien qui incita Huarte à écrire son *Examen des Esprits.* Il conçut fortement les rapports du moral avec le physique : il examina comment la structure du crâne et du cerveau peut influer sur la mentalité du sujet. Initiateur de la phrénologie, précurseur de Gall (qui, d'ailleurs, l'a connu et cité), il entrevit même la crâniologie comparée : «... Quant à la quantité du cerveau de laquelle l'âme a besoin pour discourir et user de raison, c'est chose merveilleuse qu'entre les bêtes brutes il n'y en a pas une qui ait

1. Voir les *Œuvres compl.* de Bordeu, réunies par Richerand, 1818, t. II, p. 681 et suiv.

tant de cervelle que l'homme : de manière que deux puissants bœufs n'en ont pas tant qu'il s'en trouvera au cerveau de l'homme, quelque petit qu'il soit ; et, ce qui est le plus notable, entre les bêtes brutes, celles qui approchent le plus de la prudence et discrétion humaine, comme le singe, le renard et le chien, ont plus grande quantité de cervelle que les autres, quoiqu'ils soient plus grands de corps. » (1). — Au chapitre V, il a même émis l'hypothèse que la structure intime du cerveau expliquerait la variété de nos opérations mentales et de nos impressions et sentiments, si l'on pouvait la considérer et étudier par des procédés plus parfaits. Ce passage a été fort inintelligemment tronqué par le traducteur Chappuis ; l'original dit littéralement ceci : « Bien que, la tête étant ouverte et le cerveau étant anatomisé, tout y paraisse composé d'une même sorte de substance homogène et semblable, sans variété de parties d'une nature différente, il semble bien que la nature a fait beaucoup de choses dans le corps humain que nos sens ne jugent simples qu'à cause de la délicatesse de leur composition, et il se pourrait bien qu'il en fût ainsi dans le cerveau humain, quoique, à la vue, cela ne parût tel. » Voilà une surprenante prophétie de cette histologie des centres nerveux, où devait exceller, trois siècles plus tard, le compatriote de Huarte, Ramon y Cajal ! J'ose dire que, le jour où il a écrit ces lignes, Huarte avait, par

1. Traduct. de G. Chappuis, 1580, chap. III, p. 28-29.

hasard, jeté sur le monde de la vie un de ces regards profonds et singuliers qui ont attesté depuis le génie biologique d'un Cuvier, d'un Gœthe ou d'un Owen.

Que d'autres traits intéressants, mêlés forcément aux préjugés de l'époque, il y a dans ce livre, qui, s'il n'est pas d'un philosophe, est au moins, — selon la distinction un peu subtile d'Amiel, — d'un *penseur !* Huarte a essayé de réduire la distance infranchissable que les théologiens mettaient entre l'homme et les animaux ; il a exalté l'intelligence des fourmis et il a philosophiquement humilié celle de l'homme, « le singe de Dieu », dit-il, — allant jusqu'à douter explicitement non seulement de l'immutabilité, mais de l'unité même du moi : « Il y en a qui pensent, dit-il, et c'est une opinion qui ne manque point de défenseurs, qu'en compagnie de l'âme rationnelle il y en a deux ou trois autres. » Psychologue, il a marqué bien nettement, l'un des premiers, le divorce qui peut exister entre l'entendement et l'imagination ou la mémoire, et il a montré que la folie et le génie se touchaient. Les exemples qu'il en donne, et que l'on pourra trouver à la page 48 et à la page 126 de la traduction de Chappuis, forment des récits d'un tour vif et agréable. Je ne me résous qu'à regret à ne les point reproduire ici. — A la fin de son *Examen*, Huarte traite de la génération. C'est avec beaucoup de justesse et de pénétration qu'il assimile et fait correspondre, chacune à chacune, les parties respectives des sexes mâle et femelle. Mais il tombe dans le domaine de la pure rêverie lorsqu'il prétend donner des règles pour la procréation des sexes à volonté.

Les idées de Huarte sur la phrénologie et la crânioscopie furent immédiatement reprises en Espagne par Estéban Pujasol et le médecin Luis Fernandez, dont les ouvrages précisent dans le sens matérialiste les tendances du médecin de Huesca. Mais l'auteur le plus souvent cité, dans l'histoire de la philosophie espagnole, à côté de Huarte, c'est Doña Oliva del Sabuco de Nantes Barrera, « Doña Oliva » tout court, comme on l'appelle communément. Nous ne savons positivement rien de la vie de cette « doctoresse », née, paraîtrait-il, à Alcaraz. Il est même possible, malgré les apparentes précisions de certains hommages rimés (1), qu'il ne s'agisse là que d'un pseudonyme particulièrement fantaisiste. Quoi qu'il en soit, les deux ouvrages qui lui sont attribués sont de grand mérite. Dans l'un, *Nueva Filosofia de la Naturaleza del Hombre* (1587), elle se révèle analyste subtile des passions ; dans l'autre, *Dialogo de la vera medicina* (1587), elle passe — en Espagne — pour avoir établi avant Bichat la différence entre la vie organique et la vie de relation et pour avoir cher-

---

1. *...Oliva bella esclarecida*
en su libro nos muestra y significa
secretos que los hombres no sabemos.

... Oliva, la belle et la savante, dans son livre nous montre et nous enseigne des secrets que nous autres hommes ignorons.

ché l'unité physiologique dans le système cérébro-spinal. En réalité, elle croyait que le fluide vital essentiel de l'organisme était, non le sang, mais le fluide nerveux, qu'elle considérait comme un *suc* spécial sécrété dans les ventricules du cerveau et circulant dans les nerfs. Et, selon elle, c'était aux vices accidentels de cette circulation que devaient être imputées la plupart des maladies. Morejon n'hésite pas à dire que Warton et quelques autres physiologistes anglais, qui ont étudié la structure et les propriétés des nerfs, se sont inspirés de ses idées...

Au demeurant, et sans plus rechercher de qui Doña Oliva est la devancière, nous devons regarder son œuvre, malgré la bizarrerie et la disparate de la composition, comme l'une des productions intellectuelles les plus originales et les plus suggestives de l'Espagne au XVIe siècle. Tout ce qui est relatif à la nature physique et aux rapports du physique et du moral y est étudié avec beaucoup de soin et en grande partie sans doute d'après Huarte. L'on y trouve l'esquisse d'une intéressante théorie de la perception. L'imagination riche de l'auteur lui fournit, d'ailleurs, une quantité d'idées sporadiques, brillantes, heureuses ou singulières. Traitant, par exemple, du « microcosme qu'est l'homme », Doña Oliva le compare tout à coup, par une de ces ingéniosités profondes qu'aimait Emerson, à un arbre à l'envers, croissant par ses racines, qui sont sa tête, et s'enfonçant du côté du ciel. Cette idée, dont Morejon souligne avec goût l'intérêt, est déjà dans le

Timée. Peu importe ; il est presque certain que cette sainte Thérèse de la médecine ne l'y avait point prise, n'avait pas eu besoin de l'y prendre...

Cependant, nous dit M. Menendez y Pelayo, « il faut être très peu versé dans la philosophie espagnole pour citer parmi nos grands penseurs Huarte et Oliva Sabuco, les mettant sur le même rang que Louis Vivès, Suarez et Fox Morcillo. *L'Examen des Esprits* et la *Nouvelle Philosophie de la Nature de l'Homme* ont beau être deux livres ingénieux, agréables, fort originaux, ils n'appartiennent en aucune manière à la haute philosophie et ils ne peuvent sous aucun prétexte être égalés aux trois livres *De prima Philosophia* de Vivès, au *De Platonis et Aristotelis consensione* de Fox, à la *Métaphysique* et au traité *De Anima* de Suarez, — ni même au *Quod nihil scitur* de Francisco Sanchez, à la *Christianismi restitutio* de Servet, ou à l'*Antoniana Margarita* de Gomez Pereira. Les écrits de Huarte et de Doña Oliva, fort estimables comme manifestations de l'empirisme sensualiste dans notre histoire philosophique, le premier très curieux par ses aperçus de phrénologie et le second par sa délicate analyse des passions, sont malgré tout plus intéressants au point de vue physiologique, que psychologique, à mon avis. » (1).

Francisco Sanchez, nommé dans ce passage, est le seul auteur dont nous ayons à parler, pour finir.

---

1. *La Ciencia española*, I, 114.

Huarte et Doña Oliva, comme Pereira, comme Vallès, comme Cardoso, procédaient et hardiment de la philosophie de Vivès. Il en est de même de Francisco Sanchez, mais avec des tendances nettement *sceptiques*, cette fois, et non plus empiriques; il semble, du moins, à première vue. L'œuvre de Sanchez, exagération, a-t-on dit, de la tendance rationnaliste du *vivisme*, est-elle réellement à ce point de vue un phénomène isolé ? Nous allons voir en lui un démolisseur acharné, mais il ne nie pas, comme Hume, le principe de causalité, ni ne repousse, comme les pyrrhoniens, le témoignage de l'expérience. Cette science qu'il attaque est celle de son temps, non la science en général, sur la méthode de laquelle il annonce qu'il écrira un traité. Ce traité n'a point été écrit, et nous n'avons que le livre des doutes et des objections. Il suffit cependant de cette intention dont il nous a fait part, pour que nous sachions que, très humain en cela, c'est-à-dire affirmatif au fond plus que négatif, il n'a pas été plus systématique dans son doute que le dernier des sceptiques de l'antiquité, celui que nous connaissons le mieux parce que toutes ses œuvres nous sont restées et qui porte uni à son nom de Sextus celui d'*Empirique* : il cultivait assidûment les sciences naturelles et il était médecin. Francisco Sanchez l'était aussi.

M. Menéndez y Pelayo, dans son discours de réception à l'Académie des sciences morales et politiques de Madrid (1), éloquent comme tout ce qu'il écrit, place Sanchez non seulement dans la descendance intellectuelle de Louis Vivès, mais pour ainsi dire au même niveau et en ces termes : « Les penseurs du XVIe siècle qui représentent formellement la direction critique sont principalement trois Espagnols : Luis Vivès, Francisco Sanchez et Pierre de Valence. Le premier et le dernier sont proprement des philosophes critiques et *académiques*, descendants d'Arcésilas et précurseurs de Kant. Le second fait un pas de plus : sceptique quant à la science de son temps, il initie, comme les disciples d'Œnésidème, une direction positiviste et néo-kantienne. »

Francisco Sanchez, probablement d'origine juive, naquit en 1552 à Braga en Portugal. Son père, médecin, vint s'établir à Bordeaux, où il exerça sa profession avec succès ; il y a toujours eu dans cette ville un grand concours d'Espagnols et la renommée de l'humaniste valencien Jean Gélida y durait encore. Francisco Sanchez commença ses études en France et les continua en Italie, faisant un long séjour à Rome. Mais le champ de ses principaux triomphes fut l'école de Montpellier, où il prit le grade de docteur en 1573. Après avoir été l'assistant du fameux médecin Huchet, il obtint brillamment au concours, à l'âge de vingt-quatre ans, l'une des premières chaires de cette école, qu'il occupa pen-

1. *De los origenes del criticismo y del escepticismo y especialmente de los precursores españoles de Kant*, 1891

dant onze ans. Les guerres de religion et les troubles du temps de la Ligue le firent quitter la ville. Il se retira à Toulouse, où il vécut le reste de ses jours, se consacrant à la pratique de la médecine, qui lui valut la plus grande considération. Le fait qu'il a vécu ainsi en France et pensé parmi des Français explique maints caractères de son œuvre : par la forme *légère* et, on l'a dit, « un peu française » de sa dialectique ; par son style brillant, nerveux, impatient, « vrai style d'insurgé littéraire et de journaliste d'opposition philosophique », Sanchez nous appartient un peu. — Il mourut en 1632, à quatre-vingts ans. Ses fils Dionisio et Guillermo firent imprimer en 1636 l'édition générale de ses œuvres, qui comprend un grand nombre de traités de médecine, parmi lesquels se distinguent les trois livres *De morbis internis*, les deux *De febribus et earum symptomatibus* et la *Summa anatomica* en quatre livres, sans compter de nombreux commentaires à Galien et une *Censure des œuvres d'Hippocrate*. Les livres de philosophie ne sont que quatre et fort courts ; desquels trois sont des commentaires ou plutôt des observations sceptiques sur quelques traités aristotéliciens, comme le *De divinatione per somnium* et la *Physiognomia* (ce dernier tenu pour apocryphe). Le quatrième et le plus important de tous est le *De multum nobili et prima, universali scientia, quod nihil scitur*, publié pour la première fois en 1618, mais écrit dès 1576, ainsi qu'il appert du prologue et de la dédicace à Diego de Castro.

Dans le prologue de ce livre, F. Sanchez marque nettement sa position philosophique. Confessant que son désir de savoir n'avait jamais été satisfait par aucun des systèmes existants : « Je m'enfermai, dit-il, en moi-même et commençai à mettre en doute toutes les choses, comme si personne ne m'eût rien enseigné, et j'entrepris de les examiner en elles-mêmes, ce qui est l'unique manière de savoir quoi que ce soit. Je m'élevai jusqu'aux premiers principes, et plus je pensais, plus je doutais. » Ainsi, de même que nous avons vu le syllogisme initial du cartésianisme formulé déjà par Pereira, de même nous trouvons le doute méthodique et, pour ainsi dire, jusqu'au « poële » de Descartes dans l'œuvre de Sanchez (1), écrite plus de soixante ans avant le *Discours de la Méthode.*

Dédaigneux des vaines entités de l'école et impatient de l'autorité des antiques dictateurs de la pensée, le médecin de Braga profère à son tour, avec un ton âpre et strident auquel on n'avait point été accoutumé par les voix de Vivès, de Pereira ni de Huarte, le verbe de l'émancipation philosophique. Mais son originalité n'est point dans la vigueur de cette rébellion, dont avant lui quelques autres

---

1. Avant Sanchez lui-même, Fox Morcillo avait déjà pris pour base philosophique ce même doute méthodique, ainsi qu'il apparaît dans son traité *De demonstratione ejusque necessitate ac vi* (1556), — nouvelle preuve de l'intérêt qu'il y a à rechercher les origines espagnoles du cartésianisme.

penseurs, espagnols et italiens, avaient donné l'exemple ; elle consiste, nous l'avons dit, en ce fait qu'autant il se montre sceptique endurci à l'égard de toute conception métaphysique dépassant le monde des phénomènes, autant il est un croyant sincère et ardent quant aux résultats de la science expérimentale ; et cela était, d'ailleurs, bien naturel de la part d'un anatomiste aussi zélé que lui, qui avait, paraît-il, formé une espèce de société secrète pour pouvoir disséquer les cadavres de l'hôpital de Toulouse. « Un tel disciple ou émule de Vésale, de Servet, de Colombo, de Fallope ne pouvait professer, dit M. Menéndez, à l'égard des sciences naturelles cette sorte de scepticisme grossier et plébéien qui nous choque tant dans les paradoxes de Cornélius Agrippa. Il devait être nécessairement un sceptique empirique, comme le furent les médecins alexandrins successeurs d'Œnésidème, comme le fut, par exemple, Zénodote, l'adversaire de Galien. » Et comme tous les empiristes, il fut un nominaliste convaincu. Persuadé que la compréhension de l'homme était fort limitée et que, dans la plupart des cas, il ne peut y avoir *adéquation* de notre entendement à la chose comprise, il niait non seulement la connaissance de l'infiniment grand, mais aussi celle de l'infiniment petit. Et quelques puissants moyens que la science moderne nous ait fournis, il faut bien avouer qu'au regard de l'infini, entendu absolument comme il l'entend, ce ne sont pas nos microscopes ni nos télescopes qui le démentiront. Le progrès, immense en apparence, de nos idées sur la corruption et sur la génération, par exemple, est tout *pratique* et est sans doute imperceptible par rapport à la distance qui nous resterait à franchir pour atteindre la réalité dernière. — On a cru voir dans quelques passages de son œuvre certaines tendances *transformistes*. Ce qu'il faut exactement entendre par là, c'est qu'il admet et copie les opinions de Cardan et de quelques autres naturalistes de la Renaissance touchant les prétendues métamorphoses d'une espèce animale en une autre, voire de plantes en animaux, — préjugé assez étroitement lié à la croyance en la génération spontanée et, par le fait, tout juste opposé à nos théories transformistes, que domine l'idée de la continuité linéaire des espèces.

Nous avons dit comment, par son souci critique, Sanchez se rattache à Vivès ; lui-même se réclame du maître valencien en défendant énergiquement sa doctrine contre Scaliger. Mais quel tempérament bien différent ! Vivès est essentiellement grave, pondéré, modéré. Sanchez est un sensitif qui passe du pessimisme à l'enthousiasme. « Notre philosophie est un labyrinthe de Crète, où il est impossible d'échapper au Minotaure », dit-il quelque part, et tout le passage est d'une intime et amère tristesse, qui nous donne, comme l'observe avec profondeur M. Menéndez, la preuve la plus forte de la sincérité de son scepticisme. A d'autres moments, son fanatisme naturaliste l'exalte, le ravit, fait de lui un poète, le rend capable d'écrire des vers lucréciens comme ceux-ci :

Sed fovet æternas inter contraria rixas,
Opponitque aliis alia, et sic suscitat ignes :
Nam pacem ex bello, vitamque ex funere ducit,
Æternumque manet morientum sanguine pasta,
Motui et æterno convivit fœdere nupta.

Outre Vivès, il fait songer à Huarte. Une commune tendance anthropologique leur a souvent fait voir les faits humains sous le même angle. Mais surtout par son *ars nesciendi*, par son *quid ?* final, il suggère la comparaison de Montaigne et de Charron. Le *Quod nihil scitur* a paru quatre ans avant les *Essais* et l'on a pu croire que Montaigne s'en était inspiré. La ressemblance entre les deux œuvres n'a cependant rien que de superficiel et de fortuit. Le sybaritisme intellectuel de Montaigne, son entreprise d'ordre surtout littéraire font contraste avec l'agnosticisme implacable, le méthodisme exclusif de Sanchez, dont il a lui-même donné la formule totale et définitive dans ce passage : « En vain l'on travaille à réparer le ruineux édifice de la démonstration syllogistique ; la matière en est fragile et d'ailleurs il est mal construit ; chaque jour il faut y ajouter de nouveaux étais pour en empêcher la chute complète. Quiconque veut savoir quelque chose n'a d'autre ressource que celle de contempler les choses en elles-mêmes, mais comme cette contemplation directe n'est guère possible, étant données les limites entre lesquelles se meut la connaissance humaine, il y a deux moyens subsidiaires, qui ne fournissent point une science parfaite, mais qui, en somme, ont quelque portée et quelque résultat : l'expérience et la critique, non séparées l'une de l'autre, mais en intime union, comme je le montrerai dans un autre livre. Les expériences sont souvent trompeuses et toujours difficiles, et même lorsqu'elles arrivent à la perfection, jamais elles ne nous font connaître que les accidents extrinsèques de la chose, non sa nature. La critique porte sur les résultats de l'expérience et par conséquent elle ne passe pas les limites de l'extrinsèque et encore le discerne-t-elle d'une manière incomplète, sans permettre à l'égard des causes rien de mieux qu'une conjecture probable. On dira que cela n'a rien d'une science. Eh bien, il n'y en a pas d'autre. »

Sur ces mots, par lesquels Sanchez assigne à la science future les bornes étroites d'où nous ne voyons point mieux que lui, d'ailleurs, qu'elle puisse sortir, je termine ce chapitre, très incomplet et cependant trop long. L'étendue en paraîtra disproportionnée ; je voudrais qu'elle fût significative. Je n'ai tant insisté (relativement) sur la série de ces médecins philosophes, « qui surent également traduire Hippocrate, analyser les passions et rechercher les causes des erreurs », que parce qu'elle est particulièrement honorable pour l'Espagne et aussi, ce semble, pour la médecine en général. Jamais peut-être cette profession savante n'a contribué à former plus de penseurs qu'en Espagne, et c'est à tel point que l'infériorité de la clinique et de la thérapeutique espagnoles n'a point, à nos yeux, de cause plus réelle que ce goût immodéré des idées générales, qui a trop souvent détourné les médecins des patientes et nécessaires minuties du *métier*.

Quelle que soit celle des deux grandes directions de la philosophie espagnole que nous considérions, — ou l'*harmonisme* d'Avicebron, de Lulle, de Sebonde, de Léon Hebreo, de Servet, de Fox et des autres platoniciens de la Renaissance; ou le *criticisme* de Louis Vivès, de Gomez Pereira, de Francisco Sanchez; — nous serons frappés du nombre et du rang éminent des médecins. Cela est tout à fait digne de remarque.

CHAPITRE IX

La Décadence.

(De la fin du XVIIe *siècle à nos jours).*

Donoso a parlé d'une « parenthèse de trois siècles » dans l'histoire de la civilisation espagnole : le XVIIe, le XVIIIe et le XIXe. C'est là une exagération manifeste.

D'abord, une bonne part du XVIIe siècle, ainsi que nous l'avons indiqué, doit être logiquement rattachée, au point de vue de la culture générale, à l'*âge d'or*. C'est à la première moitié de ce siècle qu'appartiennent, par exemple, les merveilles de la peinture espagnole et l'apogée de l'art dramatique, et c'est le moment où la littérature espagnole influence le plus puissamment les littératures étrangères et notamment la française ; si la théologie et la mystique y sont moins brillamment représentées, il n'en est pas de même du droit, ni de la critique historique, laquelle est cultivée avec une maîtrise supérieure justement sous ce règne de Charles II que l'on est, en général, tenté de déclarer tout à fait stérile ; Hugo de Omerique, que l'on peut considérer comme l'un des initiateurs de l'application de l'algèbre à la géométrie, est un mathématicien autrement original et profond que Pedro Ciruelo; Cardoso et Sanchez, Pierre de Valence et Caramuel sont grandement dignes de continuer la tradition des philosophes et des savants du XVIe siècle. Il est vrai que les sciences médicales, comme le dit Morejon, déchurent considérablement sous le règne de Charles II : « A l'esprit hippocratique, sagement entretenu par l'habitude de commenter les œuvres du savant grec, succéda le goût des subtilités galéniques et aristotéliciennes ; à la connaissance exacte des langues grecque, latine et arabe, à la pure et correcte simplicité de langage des Laguna, des Valverde, des Fragoso, succédèrent la barbarie, le dérèglement, l'esprit tendu, les titres pompeux et extravagants des ouvrages, les digressions impertinentes, les fausses analogies et les vains parallèles, l'étalage indigeste de citations tirées de la théologie et de l'aristotélisme... Enfin, ce règne offre l'exemple de querelles, de scandales médicaux qui déshonorent le tableau historique de la médecine espagnole. »

Toutefois la médecine ne tombe point si bas en cette fin du XVIIe siècle, qu'elle ne puisse, à quelques égards, se relever notablement au XVIIIe. Il s'en faut que celui-ci soit, selon l'expression de M. Azcarate, « un siècle d'absolue nullité scientifique ». Quand nous n'aurions pas à rappeler les noms de philosophes et d'érudits tels que le P. Feijoo, Martin Martinez (un médecin), Pereira et Almeida ; de mathématiciens comme Tosca, Cibat et l'abbé Bails ; de savants marins tels que don Jorge Juan et don Antonio de Ulloa, qui, commissionnés par Philippe V, contribuèrent pour une part si importante à la mesure du méridien terrestre ; de botanistes comme Quer, Ortega, Ruiz, Pavon, Cavanilles, Mutis (si hautement apprécié de Linné et de Humboldt) et, au seuil du XIXe siècle, Lagasca ; de chimistes comme les frères Elhuyar, qui isolèrent les premiers le *tungstène* (1) ; de physiciens comme Betancurt et Salvà, qui, dès 1787, réalisèrent une curieuse application de l'électricité à la télégraphie ; quand nous n'aurions pas à citer ces noms-là, il suffirait au besoin, pour annuler le jugement sommaire de M. Azcarate, de rappeler que c'est en ce XVIIIe siècle que le jésuite espagnol Hervas y Panduro, homme d'une érudition immense et d'une sagacité géniale, *créa*, ainsi que l'a reconnu Max Müller, la philologie comparée.

En ce qui concerne la médecine, la *décadence* est rendue surtout sensible par la comparaison que nous pouvons faire avec l'étranger, où, après les Harvey, les Malpighi, les Leeuwenhoeck, les De Graaf, les Riolan, etc., etc., s'illustrent, parmi cent autres noms, ceux des Stahl, des Cheselden, des Hunter, des Volta, des Pott, des Jenner, et où la France, en par-

---

1. Deux chimistes français, F. Chabaneau et le célèbre L.-J. Proust, résidèrent quelque temps en Espagne, sur la fin du XVIIIe siècle et tout au début du XIXe ; ils contribuèrent beaucoup à l'instruction des Espagnols.

ticulier, fière de posséder en Louis, Petit, Desault les premiers chirurgiens de l'Europe, s'apprête à exercer cette hégémonie scientifique que lui vont assurer les Bichat, les Broussais et les Laënnec... Mais, si médiocre figure que fassent, à côté de ces grands hommes, les coryphées de la médecine espagnole, ce n'est pourtant pas en un chapitre comme celui-ci que l'on pourrait, embrassant une aussi longue période, présenter convenablement leurs personnes et leurs œuvres. Aussi bien, il n'entre pas dans mon plan de traiter de cette époque : je n'en dis quelques mots (1) que pour ne pas terminer ce travail par une sorte de cassure brusque et pour sauver cette apparence de continuité dont il est impossible de ne pas sentir le besoin pour peu que l'on se mêle de toucher à l'histoire.

Au XVIIIe siècle, les médecins espagnols se partagent en deux camps. Les uns, immuablement attachés à l'hippocratisme, conservent l'attitude des Ponce de Santa Cruz, des Bravo, des Heredia, des Herrera, des Maroja, des Soto, des Castro et autres maîtres de l'âge précédent, qui s'opposèrent irréductiblement à toute nouveauté. Les autres accueillirent

---

1. Je n'insisterai pas sur les rapports de la médecine avec la législation : le tribunal du protomédicat fut très souvent modifié dans sa forme et dans ses attributions pendant le XVIIIe siècle, et il finit par être remplacé par des *juntas gubernativas*, qui ne jouirent elles-mêmes que d'une éphémère autorité.

au contraire avec faveur les nombreux systèmes déjà accrédités en maintes écoles d'Europe. *L'archæus* de Paracelse, le spiritualisme de Van Helmont, les acrimonies et putridités de Sylvius, l'humide radical, la statique de Santorio, les obstructions de Kempf, le solidisme de Hoffmann, la spasmo-atonie de Boërhaave, l'asthénie de Brown ; toutes les idées des écoles iatro-chimiques, iatro-mathématiques, iatro-dynamiques trouvent alors des partisans en Espagne. « En vain, dit Chinchilla, le P. Rodriguez démontre la fausseté et le danger des systèmes ; en vain le P. Feijoo écrit contre les mauvais médecins ; en vain le P. Isla ridiculise dans la bouche du docteur Sangrado les funestes conséquences du système de l'humide radical ; en vain, finalement, le docteur Martin Martinez, ami et émule de Feijoo, attaque les systèmes dans sa *Médecine sceptique*. Le mal avait déjà jeté de profondes racines. Les écoles de médecine se remplirent de médecins systématiques... L'apparition des œuvres médicales de Francisco Suarez de Rivera et des trop fameux *Secrets* de Curvo, tissu de recettes empiriques ; les bruyantes polémiques sur le traitement des maladies par l'eau, considérée comme panacée, achevèrent de discréditer en ce siècle la médecine espagnole. » Le gouvernement et le conseil de Castille menacèrent les fauteurs de ces désordres ; mais quoi ! Philippe V lui-même ne contribuait-il pas un peu à les entretenir ? Ce prince, venu d'une nation où les sciences et les arts étaient à leur apogée, remarqua aussitôt l'abaissement routinier de la culture espagnole et il prit soin d'y remédier, autant qu'il était en lui, en créant des académies, un cabinet d'histoire naturelle et en encourageant de toutes façons les savants et les artistes. Il avait amené à sa cour des médecins étrangers, Michelet, Cervi, Higgins, et ceux-ci ne manquèrent pas d' « ouvrir les fenêtres ». Il n'est pas jusqu'à ces moines, Feijoo, Sarmiento, Rodriguez qui, tout en censurant les novateurs, ne contribuassent à la réforme des idées et des études ; Feijoo, en particulier, reprit, avec je ne sais quoi de français dans le tour et dans le ton, l'œuvre sagement émancipatrice de Vivès. Le voltairianisme ne tarda pas à pénétrer par quelques fissures. « Dans un pays, dit M. le marquis de Ségur (1), où les idées étaient pour ainsi dire figées depuis des siècles, où les seigneurs qui composaient la cour de Charles III semblaient coulés dans le même moule que ceux du temps de Philippe IV, affichaient les mêmes préjugés, vivaient dans la même oisiveté et se targuaient de la même ignorance (2), don Pedro de Aranda eut, l'un des premiers, cette audace de tourner le visage au vent qui soufflait de l'autre versant des Pyrénées et de prêter l'oreille à l'évangile de la doctrine nouvelle. » Vol-

---

1. *Julie de Lespinasse*, in *Revue des Deux-Mondes*, 1er septembre 1905.

2. Où, chose certes extraordinaire, Escobar avait pu ignorer les *Provinciales*. (Voir *Etudes sur l'Espagne*, de M. Morel-Fatio, 1re série, p. 52-53). M. D.

taire, sous l'impression d'une visite qu'il venait de recevoir du marquis de Mora, gendre de D'Aranda, écrivait à D'Alembert le 1er mai 1768 : « Un nouveau siècle se forme chez les Ibériens. La douane des pensées n'y ferme plus l'allée à la vérité, ainsi que chez les Welches ; on a coupé les griffes au monstre de l'Inquisition... ». Eh bien, de tout cela, de ce conflit entre le misonéisme des uns et l'initiative souvent indiscrète des autres, qu'est-il sorti ? Quels hommes ? Quelles œuvres ? — j'entends au point de vue spécial de la médecine.

Les historiens espagnols nomment en première ligne Solano de Luque (1685-1738). Ce médecin andalou, cité avec éloge par Van Swieten dans ses commentaires à Boërhaave, est surtout connu pour ses recherches cliniques sur le pouls, dont l'Anglais Nihell a résumé les résultats, considérés aujourd'hui comme à peu près sans valeur (1). Pas-

1. Solano distinguait trois sortes de pouls : le pouls dicrote, le pouls intermittent et le *pulsus inciduus* (caractérisé par des séries de 2, 3 ou 4 pulsations de force et de hauteur croissantes se reproduisant à intervalles plus ou moins longs). Il pronostiquait par le premier l'épistaxis critique, par le second la diarrhée accompagnée ou non de vomissements et de diurèse, par le troisième la sueur critique et les « excrétions cutanées ». Suivant lui, si ces signes particuliers s'observent au pouls environ toutes les 30 pulsations, la crise correspondante se produira vers le quatrième jour ; si toutes les 16 pulsations, le troisième jour ; si toutes les 8, le deuxième jour ; enfin s'ils se manifestent toutes les 2, 3, ou 4 pulsations, c'est que la crise aura lieu dans les vingt-quatre heures ; et si la singularité du pouls est continue, la crise est imminente

cual « le grand pulsiste » et Javier Cid essayèrent, après lui, avec plus ou moins de succès, de reprendre son système de sphygmo-diagnostic. — Le docteur Martin Martinez (1684-1734), « l'aigle des médecins de son temps », dit Feijoo, écrivit, pour réagir contre les fâcheuses habitudes des écoles, sa *Medicina Esceptica ;* c'est à son influence que se doit la construction de l'amphithéâtre anatomique de l'Hôpital Général de Madrid (1705), où Philippe V daigna, par manière d'encouragement à ces études, aller assister à quelques-unes de ses leçons, ainsi qu'aux dissections et vivisections de l'habile anatomiste don Florencio Kelli. Haller, dans ses *Disputes anatomiques* (tome II, page 973, édit. de Gœttingue), inséra une dissertation latine de Martinez sur le cœur. — Le docteur Navarrete prétendit démontrer l'existence de canaux « pomagogues », conduisant directement les liquides de l'estomac dans la vessie (!) — Andrès Piquer (1711-1772), médecin, philosophe, humaniste, polygraphe, continue sensiblement la tradition des Mercado, des Vallès et autres compilateurs de l'âge précédent. Ses écrits sur les fièvres eurent l'approbation des maîtres de l'Ecole de Montpellier. Il a laissé une relation de la maladie et de

---

Si toutefois les périodes étaient irrégulières, les distances n'étant pas de proportions égales, on ne pourrait pas pronostiquer l'heure avec la même certitude. — Telles sont les données fondamentales du système séméiologique de Solano de Luque, dont la clinique moderne n'a point reconnu l'exactitude.

la mort de Ferdinand VI, qui est beaucoup plus pédantesque et encore moins « scientifique » à nos yeux que les relations de Daza ou de Fragoso sur la maladie de Don Carlos. — Gaspar Casal étudia, l'un des premiers, la pellagre, sous le nom de *mal de la rosa* des Asturies. — Alsinet régla l'usage du quinquina, dont il sut masquer l'amertume dans d'efficaces préparations. — Capdevila, polygraphe érudit, fut le correspondant d'Albert de Haller. — Antonio Franseri a laissé un assez bon mémoire sur la chorée (*baile de San Vito*). — Luzurriaga, Masdevall, Lafuente, Salvà traitèrent de diverses maladies infectieuses et spécialement de la *fièvre jaune ;* ce fléau causa, en quatorze ans, la mort d'un demi-million de personnes dans les plus belles provinces du sud de l'Espagne, entre Cadix et Alicante. Certains auteurs croient pouvoir attribuer à la fièvre jaune les graves épidémies qui ravagèrent Malaga et plusieurs points des côtes espagnoles dès 1507, 1582, 1649, 1681 ; en tous cas, il est constant que c'est bien elle qui sévit en 1730, 1764 et 1800, pour ne parler que du XVIIIe siècle. Elle suscita des controverses et des publications très nombreuses, et sa bibliographie espagnole est l'une des plus considérables ; les ouvrages de Lafuente sont surtout à signaler (1).

1. Suivant Morejon, les trois missions françaises envoyées en Espagne en 1800, 1819, 1821 ne purent guère apprendre sur la fièvre jaune que ce que les médecins du pays leur en dirent ; car, en 1800 et 1819, elles n'arrivèrent à Cadix qu'a-

En ce qui est de la chirurgie, « si aucun praticien espagnol, dit Morejon, n'eut la témérité de lier, comme le fit Astley Cooper, l'aorte abdominale, ni celle de tenter l'ablation de l'utérus dans les cas de lésions cancéreuses de ce viscère, ils n'en surent pas moins exécuter avec succès des opérations graves et délicates, toutes les fois qu'elles leur parurent nécessaires. Ainsi les amputations des membres, les opérations de hernies inguinales et crurales, celle du trichiasis, l'excision du ptérygion, la pupille artificielle, les ligatures des diverses artères, l'opération de la cataracte, l'extraction ou le broiement des calculs, la résection du maxillaire inférieur, l'extirpation des parties cancéreuses de la langue et même du globe de l'œil, et maintes autres ont été fort souvent pratiquées avec habileté par nos chirurgiens espagnols. » (1). Romero ouvrit plusieurs fois le péricarde ; Pedro Virgili se risqua, dans un cas grave et urgent, à inciser la trachée jusqu'au sixième anneau ; Francisco Canivell se signala dans l'art des appareils et des bandages et dans l'opération de la lithotomie ; José Quelarto, directeur des hôpitaux militaires de la Navarre et du Guipuzcoa, proscrivit le débridement et le son-

---

près l'extinction de l'épidémie et les tableaux cliniques publiés en 1820 par Parisset étaient empruntés à un professeur espagnol.

1. Que le lecteur remarque le désordre, le pêle-mêle, la disproportion de cette énumération. Cela est très espagnol.

dage des plaies par armes à feu, ainsi que l'extraction sanglante des projectiles, et, à une époque où l'antisepsie n'existait pas, cette prudence lui valut plus d'un succès. Mais, avec Virgili, que nous venons de nommer, les meilleurs chirurgiens de cette époque sont incontestablement Gimbernat, Argumosa, Hysern et Fouquet, — ces derniers appartenant plutôt au XIXe siècle (répétons, en passant, qu'il n'est guère possible d'établir, au point de vue de la culture, une limite précise entre deux siècles). Fouquet inventa, paraît-il, pour la cure des fistules anales un *géphyrotome* particulièrement commode ; Hysern, cité par Velpeau, fut l'un des premiers à pratiquer la blépharoplastie ; Argumosa, dans l'opération de l'entérorrhaphie, préconisa avant Velpeau la suture au point de matelassier des surfaces séreuses affrontées ; mais surtout le Catalan Antonio Gimbernat (1734-1816), l'un des très rares noms espagnols devenus classiques en Europe, mérite d'être cité : c'est à lui, ainsi qu'à Virgili, qu'on doit l'inauguration du collège de chirurgie de San Carlos, à Madrid ; commissionné par Charles III, il parcourut, en compagnie de son confrère don Mariano Rivas, Paris, Londres, Edimbourg, la Hollande, « voyages, dit Morejon, qui servirent moins à son instruction personnelle qu'à prouver aux étrangers que la chirurgie espagnole n'était point dans l'état de retard et d'abandon où ils la supposaient. » Ce fut lui qui démontra la disposition anatomique exacte de l'arcade crurale, particulièrement celle de l'expansion aponévrotique qui conserve le nom de *ligament de Gimbernat ;* il inventa une méthode nouvelle pour opérer en toute sûreté les hernies qui se forment en ce point. Il exécuta cette opération en Angleterre devant plusieurs professeurs, entre autres le célèbre Hunter : cette circonstance lui valut l'honneur de voir son procédé publié par le praticien anglais et recommandé par lui comme le meilleur qu'il connût. Aussi le nom du chirurgien espagnol se répandit-il bientôt en Europe, où son ouvrage fut traduit en plusieurs langues. On lui doit également de s'être opposé à l'abus des sutures dans la pratique chirurgicale ; d'avoir établi les signes diagnostiques et les indications thérapeutiques des ulcères de la cornée ; d'avoir inventé un nouveau compresseur du globe de l'œil pour l'opération de la cataracte ; d'avoir imaginé une nouvelle méthode pour la cure radicale de l'hydrocèle ; d'avoir introduit dans la pratique un procédé de compression graduelle des artères poplitée et fémorale en amont de leurs anévrismes, au moyen d'un instrument de son invention, procédé qui fut bientôt adopté par divers chirurgiens étrangers et reconnu comme l'un des plus avantageux, toutes les fois qu'on l'applique avec circonspection et avec *doigté*, etc., etc. — Il faudrait mentionner encore les chirurgiens Velasco et Villaverde, les accoucheurs Pastor et Navas ; Puig et Vidal, qui firent faire des progrès à la pathologie externe, à la chirurgie militaire, à l'oculistique ; Bonells et Lacava, dont le

Traité d'Anatomie fut longtemps classique en Espagne (1).

Mais, dans le même temps où ces hommes distingués, des Catalans pour la plupart, s'efforçaient de relever la science nationale, contre quels préjugés surannés ne leur fallait-il pas lutter encore ! Quel énorme poids mort ne leur fallait-il pas remuer ! Certains faits le montrent bien. Les historiens espagnols sont généralement très fiers de cette Académie de médecine et de chirurgie de Séville, créée dès 1697 par Charles II et richement dotée depuis par Philippe V ; elle publiait régulièrement les travaux « scientifiques » de ses membres. Or, voici les titres de quelques-uns de ces travaux, relevés presque au hasard : *Dissertation médico-théologique suivie d'un jugement théologique sur l'inoculation*, par le R. P. Lorenzo Zambrano (t. VI, 1788) ; et, la même année, même tome, autre *Dissertation théologique sur la question de savoir si l'âme peut, et comment, causer des maladies dans le corps humain*, par le R. P. Fernando Valderrama ; — en 1789 (t. VII), *Dissertation sur la mort du dragon rapportée dans le livre de Daniel : fut-elle naturelle ou miraculeuse ?* par le R. P. Manuel Gil, examinateur synodal et qualificateur du Saint-Office ; — en 1791 (t. IX), *Est-il possible qu'il y ait commerce charnel entre le démon et*

1. Au même titre que le manuel de *botanique* du docteur baléare Juan Cursach, qui remplaça dans les écoles celui de notre Daléchamps.

une créature humaine et, dans ce cas, s'il y a conception, le produit est-il susceptible d'être baptisé? par le R. P. Lorenzo Zambrano.

N'est-il pas cruellement significatif de voir, à la fin du siècle de Voltaire, ces élucubrations d'un mysticisme extravagant figurer dans les annales d'une « Académie de médecine et de chirurgie »? Nous nommions, plus haut, le docteur Martin Martinez comme l'un des réformateurs les plus sérieux de la médecine espagnole au XVIIIe siècle ; n'apprendra-t-on pas avec surprise qu'il composa un *Discours sur la question de savoir si les vipères doivent être réputées chair ou poisson, dans le sens où l'entend notre Mère l'Eglise lorsqu'elle défend la viande en temps d'abstinence* (Madrid, 1723)? Ce discours fut composé à la demande des révérends pères chartreux, qui désiraient savoir si les médicaments contenant de la chair de vipère pouvaient être, en tous temps, absorbés sans péché. Le docteur Martinez, en casuiste habile, soutint que la vipère, étant un reptile, n'était proprement ni chair ni poisson, et allégea de ce merveilleux scrupule les âmes des révérends pères chartreux.

Nous pouvons noter un trait encore plus topique. Cet Antonio Franseri, que nous avons cité également comme auteur d'un mémoire sur la « danse de Saint-Guy », dut sa réputation en Espagne à des recherches plus ésotériques : si nous le voyons successivement médecin de la famille royale sous Charles III, examinateur perpétuel du tribunal du proto-médicat sous Charles IV, médecin de la chambre de Ferdinand VII, c'est surtout en raison du mérite singulier qu'il avait eu de publier un *Mémoire sur une difficulté de respirer qui manifeste l'influence de la lune sur le corps humain* (Madrid, 1797). Franseri accompagna Charles IV et Ferdinand VII à Bayonne lors de la honteuse abdication de 1808. L'étrangeté de ses titres scientifiques n'achevait-elle pas de préciser, en quelque sorte symboliquement, le triste contraste que formaient, placées ainsi face à face, cette trop vieille Espagne et cette France nouvelle ?

1808, c'est le XIXe siècle. Il a été, en somme, pour l'Espagne le plus vide de pensée et de science vraie. Le début en a été marqué, du moins, par ce que l'on peut appeler un beau geste. Le 30 novembre 1803, — « date singulière dans l'histoire des nations », écrit emphatiquement Chinchilla, — partit d'Espagne l'expédition qui devait transporter le vaccin aux pays d'*Ultramar*. Elle était dirigée par don Francisco Balmis, chirurgien honoraire de la chambre. Nombre de médecins et de chirurgiens l'accompagnaient, tant pour pratiquer la vaccination sur les lieux que pour observer si les effets n'en seraient pas modifiés par le changement d'atmosphère et de climat. Ils emmenaient à bord vingt-deux enfants qui n'avaient pas eu la variole, pour les inoculer l'un après l'autre durant la navigation et avoir le fluide vaccinal toujours frais ; ces enfants étaient confiés aux soins de la directrice de l'Asile des Enfants-

Assistés de La Corogne, qui s'embarqua également avec un certain nombre de nourrices. L'expédition passa aux Canaries, gagna l'Amérique espagnole où elle remplit sa mission, faisant connaître le vaccin du Mexique au Pérou ; elle atteignit ensuite les Philippines, s'arrêta à Macao et à Canton « pour le plus grand profit des habitants des colonies portugaises et des vassaux de l'Empire de Chine, qui n'avaient pu encore recevoir le fluide vaccinal frais et actif, malgré la fréquence et la célérité avec lesquelles les navires de la Compagnie des Indes faisaient leurs voyages. » De Macao, l'on repartit pour Lisbonne et, en passant, l'expédition toucha l'île de Sainte-Hélène ; enfin elle regagna heureusement la Péninsule le 15 août 1806. — Le compte rendu de cette mission est un long récit d'aventures.

Les médecins espagnols avaient été particulièrement hostiles à la pratique de l'inoculation ; ils témoignèrent au début une égale méfiance à l'égard de la vaccination jennérienne. Il paraît qu'un incident de cour changea les opinions. Une dame du palais tombe malade de la variole. Ferdinand VII est atteint ; bientôt on le croit perdu. Il guérit enfin. Revirement subit et extrême. Il va falloir lutter contre le fléau, adopter l'arme de Jenner, jusqu'alors décriée, la porter au loin. Dans ce pays, une simple entreprise scientifique et humanitaire prend immédiatement un aspect épique. Archevêques, évêques sont sollicités de donner leurs encouragements. Une expédition est ordonnée. Avec quelle solennité et quel appareil ! C'est une croisade, ce sont *encore* des « conquistadores » ! L'Espagne *se recommence-t-elle* donc perpétuellement?

Hormis ce très curieux geste, l'histoire de la médecine en Espagne durant la plus grande partie du XIXe siècle, n'a rien de saillant. Nous avons cité déjà quelques noms, ceux de Hysern, d'Argumosa, de Lafuente, d'Arrejula. Joignons-y celui de Mateo Seoane, qui, inculpé dans une affaire d'Etat, dut passer en Angleterre en 1823. C'est là qu'il se fit surtout connaître par une série de publications, rédigées soit en espagnol, soit en anglais, et dont les plus importantes traitent du choléra asiatique. Mateo Orfila, né dans les Baléares, accomplit en France, comme on sait, toute sa carrière de savant (1). Morejon et Chinchilla, de qui nous empruntons presque toute la substance de ce travail, furent des historiens de la médecine fort érudits, mais assez dépourvus de sens critique. Quant à Pedro Mata, Martinez Molina, Giné y Partagas, Federico Rubio, Nieto y Serrano et, après eux, le chirurgien Creus et le dermatologiste Olavide, ils ne peuvent guère être pour nous que des noms. Letamendi, qui fut professeur à Barcelone et ensuite à Madrid, et qui est mort il n'y a pas très longtemps, fut un polygra-

---

1. Parlerai-je de Manuel Garcia, mort récemment, qui passa la plus grande partie de sa vie en France et en Angleterre ? On sait que ce professeur de chant inventa le *laryngoscope*.

phe à la manière de Piquer ; ses compatriotes lui accordent volontiers du génie et reconnaissent en lui « une sorte d'Echegaray de la médecine » ; entre autres ouvrages, il a écrit une *Aphorismatologie* qui, par sa forme et son esprit, se rattache à une tradition de culture que l'on pouvait croire épuisée. C'est de cette tradition, c'est de la suggestion de ce grand et lourd passé, si peu fécond mais si imposant, que se sont libérés aujourd'hui les quelques vrais savants espagnols dont tout le monde connaît les noms et apprécie les œuvres : Ferran, Cardenal et surtout le grand histologiste Ramon y Cajal.

CONCLUSION

J'ai rappelé dans mon introduction le débat mémorable qui mit aux prises, voilà une trentaine d'années, M. Menéndez y Pelayo, apologiste de la culture espagnole, avec l'école krausiste composée de ses détracteurs. « Que M. de la Revilla me permette de lui conseiller, dit quelque part M. Menéndez (1), s'il désire savoir combien la médecine a dû de tous temps aux Espagnols, de feuilleter les ouvrages très connus de MM. Morejon et Chinchilla. Il y trouvera, parmi beaucoup de fatras, des notices copieuses qui *de plano* le convaincront qu'il est impossible d'écrire l'histoire de cette science sans faire droit non pas à un, mais à de nombreux auteurs espagnols. »

Nous avons exactement fait ce que M. Menéndez conseillait à M. de la Revilla ; nous avons même fait mieux que de « feuilleter » et nous avons, plume en main, fouillé le « fatras ». Sommes-nous convaincu après cela qu'il est impossible de ne pas faire à la médecine espagnole une place considérable dans l'histoire de la médecine générale ? Non.

---

1. *La Ciencia española*, t. I, p. 110.

Tous les étrangers, tous les Français que ces questions intéressent, connaissent les noms de Servet, de Gimbernat, d'Orfila. Cela est peu ; mais, à la rigueur, tout compte fait et, pour ainsi dire, en toute justice pratique, cela suffit. Les noms de médecins espagnols qui eurent en leur temps une grande notoriété et même de la gloire, sont nombreux. Laguna, Vallès, Mercado, Maroja, Solano de Luque, Piquer, Letamendi en sont des exemples. Mais que reste-t-il de leurs travaux et en quoi ont-ils enrichi la science ?

Les seuls progrès véritables dus incontestablement aux Espagnols dans l'ordre des sciences médicales sont : la découverte de la circulation pulmonaire et l'introduction du quinquina dans la thérapeutique. On leur doit, par surcroît, quelques-unes des premières bonnes monographies sur le typhus pétéchial, une théorie plus juste de la fièvre, peut-être la première description du croup, peut-être aussi les premières indications précises du traitement mercuriel de la syphilis. Quant à leurs prétendues découvertes anatomiques, Amato Lusitano n'a signalé les valvules des veines qu'après Canani, Laguna n'a décrit la valvule iléo-cæcale qu'après Achillini, et c'est généralement à Ingrassias et non à Ximeno ni à Collado qu'on attribue la première description de l'*étrier* de l'oreille moyenne. — Ajoutons qu'en tant qu'anatomistes, physiologistes ou chirurgiens, l'Italie, la France, l'Allemagne et l'Angleterre n'auraient que l'embarras du choix pour citer des égaux de Valverde, de Gimbernat ou même de Servet, qui sont en Espagne des sommités isolées. Au point de vue de l'anatomie en particulier, il est tout à fait digne de remarque que les Espagnols, qui ont tant fait pour la découverte du monde géographique, n'aient rien ou à peu près rien fait pour la découverte du *microcosme*. Ils ont donc été d'une infériorité frappante, d'autant plus frappante que leur civilisation, à tant d'autres égards, a pu être prédominante.

Si l'histoire de la médecine espagnole comporte cependant quelque originalité, elle la doit à deux circonstances assez extrinsèques : l'érudition et la tendance philosophique des auteurs, d'une part ; de l'autre, la discipline des institutions.

Le premier de ces caractères apparaît dans les œuvres de la plupart des grands médecins espagnols, depuis l'harmonisme de Raymond Lulle, jusqu'à la christologie panthéiste et à l'idéalisme alexandrin de Michel Servet, aux doctrines précartésiennes de Gomez Pereira, à l'empirisme sensualiste de Huarte et au criticisme positiviste de Sanchez le Sceptique ; de telle sorte que, si l'on peut, à la rigueur, ne tenir dans l'histoire générale de la médecine presque aucun compte des médecins espagnols, il serait assez injuste — conséquence paradoxale — de les passer sous silence dans une histoire générale de la philosophie.

Discipline sociale, ai-je dit ensuite. Et ceci encore, et surtout, semble un paradoxe au premier abord, pour quiconque ne songe qu'à l'Espagne contemporaine ou à ses turbulentes filles les Républiques d'Amérique. Mais, ainsi que le veut cette loi de compensation si curieusement étudiée par Emerson, la grande époque d'un peuple est souvent marquée par l'existence d'institutions opposées à son tempérament. L'irritabilité méridionale des Espagnols fut contenue par des freins puissants au XVIe siècle, et ce peuple, le plus individualiste du monde, présenta pendant une longue période le spectacle d'une stabilité politique et sociale sans autre exemple dans l'Europe d'alors. La question n'est pas ici de savoir si cette circonstance lui fut, en somme, avantageuse ou funeste : sans doute, et nous y avons déjà insisté au cours de ce travail, sans doute les droits de l'esprit furent-ils gravement lésés, malgré l'avis de Renan qui, dans l'*Avenir de la Science*, et en se référant explicitement à l'Espagne, assure « qu'on n'a jamais pensé avec moins d'originalité que lorsqu'on a eu toute liberté pour le faire ». Quoi qu'il en soit, la valeur pratique de ces disciplines imposées, qui s'atteste par cent exemples de tout ordre (et particulièrement par celui de ces *tercios*, de cette admirable infanterie « que nous n'avons réussi à vaincre qu'avec son ordonnance et ses armes »), se montre encore dans les institutions médicales, et c'est à cet égard que l'Espagne a le plus réellement *innové* : code précis de médecine légale, hôpitaux militaires de campagne, police sanitaire s'exerçant en temps d'épidémie jusque dans les domiciles privés, quarantaines, réglementation sanitaire de la prostitution, asiles d'aliénés, protection et enseignement des aveugles et des sourds-muets, — autant d'institutions sages et efficaces par lesquelles l'Espagne a eu l'honneur de devancer *de beaucoup* la France et l'Angleterre.

L'histoire de la médecine, pas plus qu'aucune histoire particulière, n'est sans doute une *fin en soi*. Il n'est pas fort intéressant de savoir isolément que telle découverte a été faite en tel temps et en tel pays par tel homme. Ce qui est intéressant, c'est de faire sortir de l'ensemble des faits de ces histoires particulières un enseignement d'ordre aussi général et aussi élevé que possible ; de les utiliser, par exemple, pour comprendre mieux le caractère d'une nation et le rôle qu'elle a joué et qu'elle joue dans l'histoire universelle. — En d'autres termes, après avoir marqué le bilan de la *science* espagnole (je puis en ces dernières pages élargir mon sujet jusqu'à user de ce mot), et après en avoir constaté la faiblesse, il faut se demander : pourquoi fut-il faible ?

Assurément l'on trouve une partie de la réponse à cette question dans les *Index inquisitoriaux*, que M. de la Revilla appelait énergiquement « ces livres de proscription de l'entendement humain ». Et la meilleure preuve que le *milieu* n'était pas favorable au développement scientifique, c'est que nombre de chercheurs, — rappelez-vous Arnauld de Villeneuve, Raymond de Sebonde, Michel Servet, Laguna lui-même, Francisco Sanchez, Orfila, etc. — n'ont pu donner leur mesure qu'à l'étranger. Mais, quoi que l'on puisse dire du monachisme et de l'Inquisition, l'étude même des index démontre qu'il ne faut pas chercher là toute explication, car il y a plus de hardiesse matérialiste dans l'*Examen des Esprits* de Huarte et même dans quelques parties de l'*Antoniana Margarita* de Gomez Pereira (ouvrages que l'Inquisition laissa passer, sauf quelques suppressions pour le premier) qu'on n'en pourrait montrer dans aucun traité systématique de médecine ; et, d'ailleurs, il resterait à expliquer l'abandon, relativement plus sensible encore, où furent laissées en Espagne maintes sciences parfaitement compatibles avec les dogmes, telles que les mathématiques pures. — D'autres causes historiques contribuaient à détourner de l'étude des sciences l'esprit des Espagnols. La conquête du Nouveau-Monde leur fut peut-être à ce point de vue plus préjudiciable qu'aucune autre circonstance : d'abord, parce que le peuplement de l'Amérique dépeupla considérablement l'Espagne et la vida de beaucoup de ses forces vives, et ensuite parce que l'Espagne tira de ces nouvelles possessions une quantité d'or et d'argent prodigieuse, mais qui, par des raisons que tout le monde conçoit aisément, loin de faire sa fortune, causa bientôt le déclin et l'avilissement de toutes ses valeurs ; à telles enseignes que de François Ier, lequel rebuta, paraît-il, Christophe Colomb qui lui proposait les Indes, Montesquieu a pu dire « qu'il fit peut-être là par imprudence une chose bien sage » (1).

A côté de ces causes historiques, il faut prêter une attention particulière aux causes psychologiques, les unes et les autres se pénétrant et se conditionnant, d'ailleurs, assez étroitement, ainsi que j'essaierai de le faire sentir un peu plus loin.

Ces causes psychologiques, on les a diversement conçues, et presque contradictoirement. Se fondant sur le nombre et l'importance des mystiques et des théologiens, plusieurs critiques ont pris argument de ce qu'ils ont appelé la transcendance essentielle de l'esprit espagnol, sa tendance au grand et au sublime, son dédain des détails, son incapacité à s'occuper de « ces petits objets dont l'examen exige la plus froide patience et ne permet rien au génie ». C'est la manière de voir d'Angel Ganivet : « Notre inaptitude aux sciences d'application est flagrante, dit-il (2); il n'y a pas moyen de les faire s'enraciner en Espagne, pas même en convertissant les hommes de science en fonctionnaires rétribués par l'Etat ! Et ce n'est point qu'il n'y ait des hommes de science ; il y en a eu et il y en a encore ; mais quand ils ne sont pas d'intelligence médiocre, ils se sentent invinci-

1. Montesquieu fait erreur quant au détail historique. Lorsque Colomb fit ses propositions, François Ier n'était pas né. Mais le sens général de cette réflexion vaut encore d'être considéré, même après la contradiction acerbe de Voltaire.

2. *Idearium español*, p. 68.

blement entraînés vers les hauteurs où la science se dénature en se combinant soit avec la religion, soit avec l'art. Castelar veut être historien et ses études prennent malgré lui une allure et un ton d'épopée ; Echegaray, mathématicien et dramaturge, manie les nombres avec le profond spiritualisme des pythagoriciens ; et Letamendi écrit de notre temps sur la médecine avec le style d'un philosophe hippocratique. » Le grand romancier Perez Galdos confirme ce jugement en ces termes : « Les idées descendent jusqu'à notre terre du haut du ciel théorique et dogmatique ; elles ne surgissent point du terrain des faits.» (1).

Il est curieux de voir l'encyclopédique Menéndez Pelayo prendre dans la question une position nettement adverse et attribuer la relative médiocrité scientifique des Espagnols à ce qu'il y a, suivant lui, de trop strictement *positif* et *pratique* au fond de leur caractère (2). L'autorité du professeur de Madrid est telle que l'on ne peut négliger aucune de ses opinions, et il est regrettable, à quelques égards, que M. Fouillée, lorsqu'il écrivait son *Esquisse psychologique des Peuples européens*, n'ait pas connu l'intéressant passage où il prétend élucider ce « mystère de race » et où il oppose sa conception de l'Espagne « véritable et historique » à celle de « l'Espagne

---

1. *Le Théâtre en Espagne*, feuilleton du *Temps* du 15 août 1904.
2. *La Ciencia española*, t. I, p. 94-95-96 (en note).

fantaisiste et chevaleresque que les étrangers se sont mise dans la tête ». Cependant, déclarons-le, il ne serait pas possible d'arriver à ses conclusions en étudiant l'histoire de la médecine espagnole : tout ce passage, malgré son éloquence, sonnerait faux ici après les constatations que nous avons faites. En adopter le sens sur le seul prestige de l'écrivain, ce serait aimer Platon plus que la vérité. M. Menéndez garde des sympathies ou du moins de grandes indulgences pour le passé inquisitorial de l'Espagne et, quelle que soit la largeur magistrale de sa critique, il lui arrive parfois de rejeter sur la race la faute des institutions.

Il est vrai qu'un peuple subit moins son histoire qu'il ne la fait ; en réalité, il a celle qu'il mérite. L'on pourrait soutenir que, dans l'espèce, le monachisme est un effet autant qu'une cause et qu'au fond c'est le tempérament initial, c'est la psychologie même du peuple espagnol qui sont responsables de tous les excès de l'Inquisition. Mais, si le monachisme a été rendu possible par une certaine *réceptivité* de ce peuple, l'Inquisition, une fois organisée, a empêché tout progrès et toute *variation* de son esprit. Si elle ne l'a pas tout à fait immobilisé, figé, comme on l'a dit, dans les vieux moules dogmatiques, du moins l'a-t-elle canalisé d'une façon stricte et exclusive. En lui ôtant la liberté, elle lui a ôté les *besoins* supérieurs que seule la liberté crée et entretient. *Ingenio lego*, esprit laïque, telle était la condamnation la plus dédaigneuse que pussent prononcer alors les esprits honnêtes. C'est ce qui explique la rareté et la relative médiocrité des hétérodoxes espagnols.

Se demander s'il est très regrettable que le génie espagnol ait subi cette contrainte séculaire et quelle a pu être l'importance de ce qu'a perdu la science universelle du fait de l'abstention des Espagnols, ce n'est pas seulement spéculer sur le « passé contingent », — vain exercice du dilettantisme historique, — c'est se demander, en somme, quelle peut être la valeur, une fois cette contrainte levée, de la collaboration de l'Espagne à la science de l'avenir. S'il était vrai, ainsi qu'on l'a prétendu, que les facultés qui constituent l'*esprit scientifique* fussent uniquement l'observation, la critique et l'imagination, on ne pourrait s'étonner assez de la faiblesse de la production scientifique dans une nation où l'esprit d'observation s'est manifesté d'une façon précoce et puissante par le réalisme des romanciers et des peintres; où l'imagination a créé, outre ce prodigieux livre de *Don Quichotte*, un théâtre et une littérature mystiques peut-être les plus riches et les plus originaux du monde ; et où enfin la casuistique est née, attestant sous une forme singulière mais probante les aptitudes de l'intelligence espagnole à la discussion serrée, subtile et abstraite.

Mais justement rien ne prouve mieux qu'un tel exemple la vanité toute verbale de certaines analyses des facultés. Il y a encore autre chose dans l'esprit scientifique, autre chose qui en fait précisément toute la force, toute l'impulsion, toute la vertu : c'est la *curiosité*, une certaine forme, une certaine orientation spéciale de la curiosité ou, si l'on veut, du *désir* intellectuel. Le prétendu naturalisme des peintres et des romanciers n'implique, par exemple, aucune curiosité vraie, je veux dire profonde et continue des choses de la vie, mais constitue un simple recours artistique et quelquefois un procédé moral. Une verrue bien représentée, une plaie bien décrite ne sont pas des preuves de l'observation scientifique. Un certain sens systématique et méthodique de la continuité des phénomènes, une recherche constante de la règle sous l'accident, voilà le caractère et la condition de l'observation scientifique. C'est ce qui a manqué aux Espagnols et ce qui suffit à expliquer pourquoi et comment, si analogues de race et de climat aux Italiens, plus réalistes peut-être et même plus imaginatifs que les Italiens, ils n'ont cependant rien à opposer à ces admirables écoles de savants qui illustrèrent le moyen âge et surtout la Renaissance italienne.

On leur a trop dit, et d'une voix irrésistible : « Notre raison et nos sens voient peu et nous trompent souvent. A quoi servent ces disputes sur des choses cachées et obscures qu'au jugement de Dieu on ne nous reprochera point d'avoir ignorées ? » (1).

---

1. C'est par un argument de cette sorte que notre Bossuet réussit à détourner les anatomistes danois Sténon et Winslow des utiles recherches où ils s'étaient jusqu'alors distingués.

Selon les maîtres de ce peuple, le mérite de l'homme est non dans ce qu'il sait, mais dans ce qu'il fait; et ils professent, poussant aux dernières conséquences la rigueur de l'esprit catholique, que nous ne sommes point dans ce monde pour y former et y étendre notre connaissance, mais bien pour y former notre caractère moral. Il n'y a donc nulle antinomie en ce que l'Espagne, terre d'ascétisme, soit avant tout une patrie d'hommes d'action. Ils ont élevé l'ignorantisme à un certain degré de noblesse et, en leur utilitarisme mystique, ils ont fait de la nescience un devoir. *Ars nesciendi*, n'est-ce pas la formule de Vivès lui-même, en qui l'on veut voir un prédécesseur de Bacon? Il n'y a, au fond, rien de moins baconien que l'esprit espagnol; leur philosophie *moyenne*, qui n'est pas négligeable, outre son caractère essentiel d'apriorisme religieux, procède visiblement de Sénèque et d'Epictète. Or, l'abnégation stoïcienne est presque le contraire du désintéressement scientifique. En réalité, ils n'ont pas été assez désintéressés pour être curieux comme il faut l'être. Et c'est par cette considération qu'il y aurait peut-être moyen de concilier les opinions de M. Menéndez et de Ganivet, dont les points de vue, après tout, sont fort différents mais non contradictoires.

Le temps de l'apriorisme religieux est passé, même chez les Espagnols. « La douane des pensées n'y ferme plus l'allée à la vérité », comme l'écrivait, un peu prématurément, Voltaire. A l'œuvre où ils arrivent en retard, quelques-uns montrent déjà les ressources merveilleuses de la race latine, avec certains éclairs d'imagination constructive qui sont plus particulièrement espagnols. Désormais il y a beaucoup à attendre d'eux, et ils ne feront rien qu'ils ne scellent de leur sceau. Le talent intuitif, imagé, je dirais presque poétique de M. Ramon y Cajal peut fournir des arguments à ceux qui soutiennent que même les sciences ont leur patrie et quelque chose par où elles ne sont pas internationales.

ERRATA ET ADDENDA

P. 32 (1re ligne) : au lieu de *turpioculo*, lire : *turpi oculo*.

P. 66 (8e ligne) : au lieu de *cincoaños*, lire : *cinco años*.

P. 97 (de la 7e ligne à la fin de l'alinéa). Au point de vue anatomique, la proposition soutenue par Thadée Dunus est inconséquente et même contradictoire dans ses termes, la veine sous-clavière n'étant que le prolongement de l'axillaire. Mais il faut tenir compte de ce que les médecins de cette époque, sur la foi aveugle de Vésale, attribuaient une sorte d'électivité essentielle à la veine azygos dans la pathogénie des pleurésies. Quand on ne pouvait pas la mettre directement en cause, comme dans les cas où la douleur pleurétique siégeait au niveau des espaces intercostaux supérieurs, on s'abstenait donc de saigner.

P. 111 (en note, à la 6e ligne) et page 126 (à la 16e ligne). — Au lieu de « le vieil empereur », lire « le roi Philippe II ». Cette erreur est due à l'emploi fautif par Chinchilla du mot *emperador*. Charles-Quint était mort au monastère de Yuste depuis quatre ans lorsque Don Carlos fit sa maladie. Les deux médecins auxquels le secrétaire Courtewille fait allusion sont probablement Fragoso et *Gomez Pereira*.

P. 220 (à la 22e ligne). — Au lieu de « un théâtre et une littérature mystiques », lire : « un théâtre et une littérature mystique ».

TABLE DES MATIÈRES

Introduction 9

Chapitre I. — Origines : Arabes, Juifs et Bénédictins. 15

Chapitre II. — Les grands médecins-philosophes catalans (Arnauld de Villeneuve, Raymond Lulle, Raymond de Sebonde) 29

Chapitre III. — Le xve siècle 43

Chapitre IV. — L'Age d'or (1500-1665) : Généralités préliminaires 61

Chapitre V. — L'Age d'or (*suite*) : Les anatomistes et les précurseurs de Harvey 81

Chapitre VI. — L'Age d'or (*suite*) : Les chirurgiens 105

Chapitre VII. — L'Age d'or (*suite*) et la fin du xviie siècle : Les médecins nosologistes et monographes 133

Chapitre VIII. — L'Age d'or (*suite*) et la fin du xviie siècle : Les médecins commentateurs et philosophes 149

Chapitre IX. — La Décadence (de la fin du xviie siècle à nos jours) 193

Conclusion 211

Imprimerie de la Faculté de Médecine, H. JOUVE, 15, rue Racine, Paris.

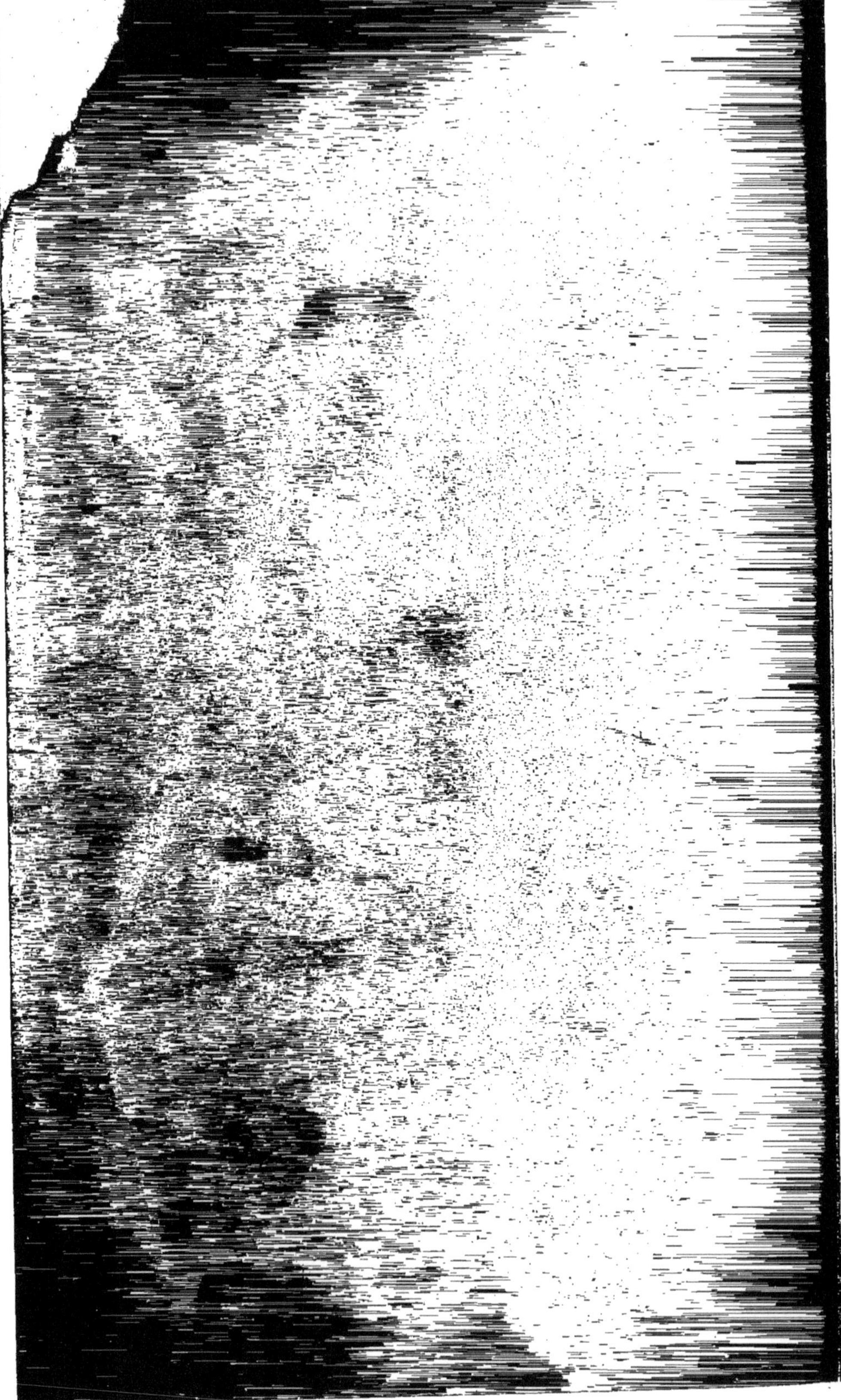

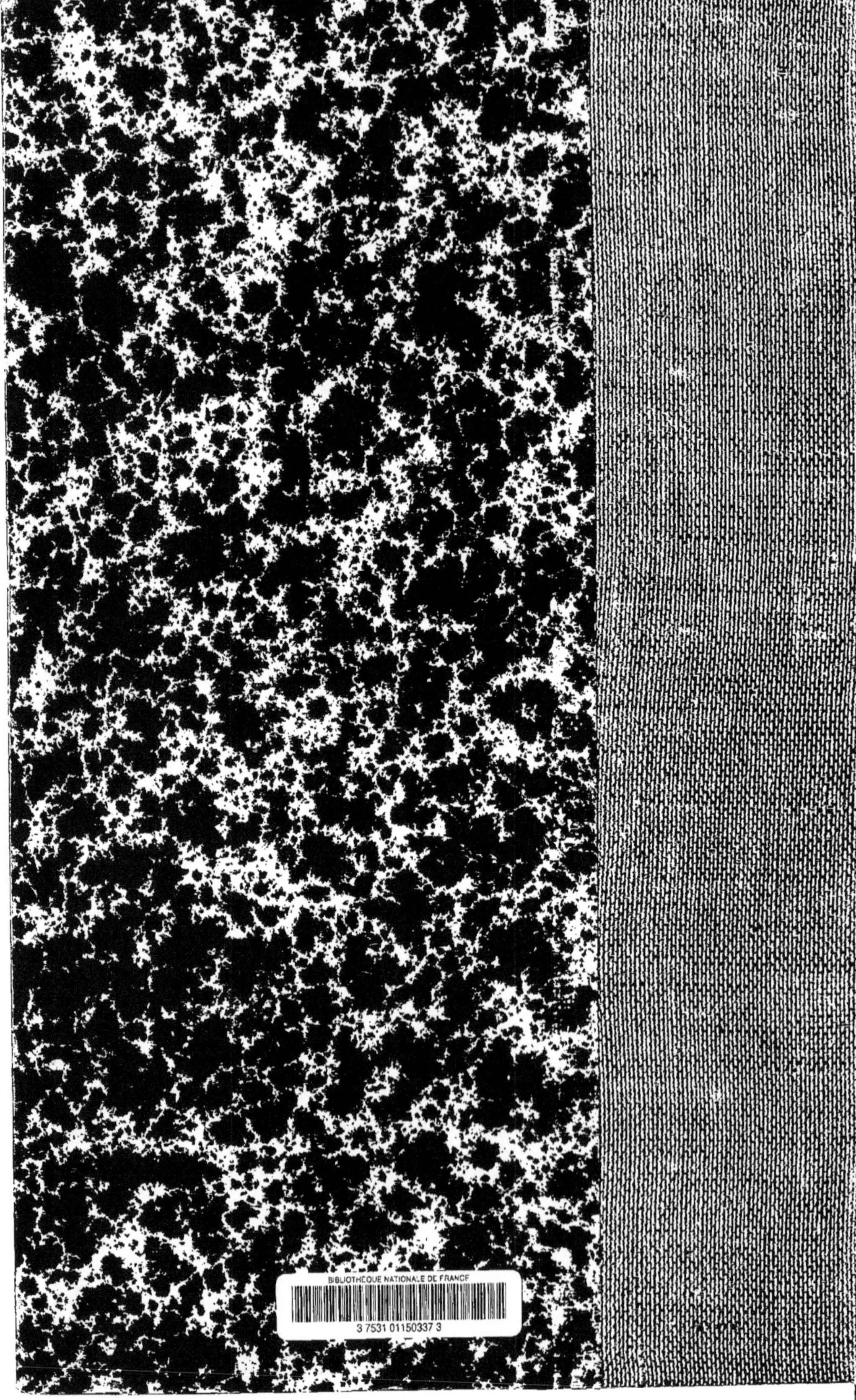

www.ingramcontent.com/pod-product-compliance
Ingram Content Group UK Ltd.
Pitfield, Milton Keynes, MK11 3LW, UK
UKHW051019210726
13857UKWH00006B/605

9 782011 915726